君王、瘟疾、世界史

看疾病與大規模傳染病如何扭轉歷史，改變人類命運的方向

WIE KRANKHEITEN GESCHICHTE MACHEN

Contents

前言

對於那些不太想遵循養生之道，且希冀能在苦短人生路程恣意享受者而言，最大的夢想定是能像邱吉爾一樣：無須努力運動健身，時而滿桌佳肴美饌，三不五時抽抽雪茄，老時能頤養天年，最終以高齡離開人世。邱吉爾儘管活得不健康卻也得享耆壽九十一歲，無論在當時或是與後來的政治人物相較，都稱得上是歐洲史上的重要人物之一，尤其他堅決反對希特勒與納粹暴政，更從一九四〇年春天開始帶領英國力阻納粹德國的侵略。

然而，並非每位歷史要角生來都如邱吉爾般身強體壯，更遑論他所力行的生活方式其實會讓任何醫生或營養學家無奈搖頭。也因此，有時我們會看到一些左右歷史的大人物，他們在關鍵時刻遭受病魔的侵襲，最後導致嚴重後果：例如拿破崙在關鍵的滑鐵盧戰役時，他當時的身心狀態，都未達平常應有的水準。

疾病毫無疑問是影響歷史的一項重要因素。例如，發生在十四世紀中葉的鼠疫

（或稱為「黑死病」）不僅導致約三分之一歐洲人口死亡，後世也廣泛研究它對社會經濟造成的影響。疾病除了會造成這類宏觀影響外，從微觀的角度來看，當個人的病痛、疾病或是早逝發生在具有重大政治影響力者之時，它也足以產生衝擊。雖然一些歷史學者對於重要人物能左右事件發展進程這個想法頗有微辭，然而大多數的人著實難以想像，假使二十世紀的歐洲沒有出現希特勒，世界將會發展成何種面貌；又或者，如果一九八五年的蘇聯共產黨書記不是戈巴契夫的話，冷戰能否如此和平地結束。

當權力集中在少數人時，一個看似平庸的因素，卻可能深深影響歷史進程，而這其中也包括當權者本身罹患的痼疾。這不僅在過去的君權時代如此，即便到了現代的民主國家，一旦大權掌握在一個突然患病的人手中，也容易受此影響，而美國即是其中最好的例子，我們也將會討論幾位美國總統，他們所患的疾病改變了世人的命運。

結合醫學與傳記來探討的疾病歷史，不免讓人產生「如果……會如何？」的假想，這樣的反事實（das Kontraktfaktische）一直以來也是我們關注歷史所用的角度之一。就像研究一九四四年七月暗殺希特勒事件的人，難免會忍不住推測如果史道芬堡伯爵（Graf Stauffenberg）和他的同謀成功的話，歷史將會如何重寫？如果一九四〇年五月底，德國的裝甲部隊未在敦克爾克附近停止前進，而是快速包抄英國遠征軍，並迫使甫上任的英國首相邱吉爾投降求和，我們的世界會成何模樣？一個在納粹統治下，表面和平，實則死寂的歐洲嗎？

疾病以各種方式成為歷史進程中的決定性因素。在這本書裡，我們將陪伴一些著名的患者走過他們的痛苦之路。同時提出疑問：如果進程改變，歷史的女神克利奧（Klio）將會走向哪一條路？這個疑問尤其適合本書第一章及第二章中討論的病人，他們分別都短暫統治了兩個攸關歐洲命運的國家。另一方面，我們也應該要了解例如鼠疫、霍亂以及梅毒等，這些同時威脅有權勢者以及弱勢者、甚至會影響整個世代的大規模疫疾。

因此，這本書將分成兩個層次來探討：一是重大疫疾，另一則是重要人物（決策者）罹患的疾病。這個概念與我先前曾研究的另一個影響歷史的因素：天氣與氣候類似。那本書於二〇一五年出版，感謝熱情書迷的支持，使該書得以再刷多次。不過本書絕非上一本書的「續集」，而是一本與我有更深遠淵源的書。我從青少年時期即對疾病影響歷史進程這個主題感到著迷。就讀醫學院兩學期之後，我也同時展開歷史系的學程，雖然最後沒有在規定的最短年限內完成雙學位，卻也如英國人說的「及時」（in due time）完成學業。幸運的是，我在這兩個學科上都有良師指導，他們鼓勵我關注這兩門同樣精彩的學科之間的共同點，也就是克利奧和埃斯庫拉庇烏斯（Äskulap，古希臘神話中的醫神）之間的關聯。我尤其想感謝歷史系的Klaus Müller和Dietmar Kienast，醫學歷史課的Hans Schadewaldt和Volrad Deneke，以及我的專科——眼科醫學的Hans Pau、Johannes、Grüntzig以及Guido Kluxen，他們靠自己專精的學科在世界不同地區帶來影響的舉動啟發了我。

多年來我很幸運地能為本書出版商Reinhard Kaden持續撰寫文章，在他們出版的醫學期刊上發表對某些著名患者罹患的疾病以及幾個影響大世代的重要疫疾之探討。尤其讓我感到榮幸且受惠良多的是能與塞爾澤（Christoph Selzer）這樣知識淵博而且思想開放的編輯合作。

與此同時，我尤其想感謝以及表達敬意的對象，毋庸置疑還有四位我最親近的家人：杰奎琳（Jacqueline）、切絲特（Chester）、阿米莉亞（Amelia）以及維多利亞

（Victoria）。她們不僅鼓勵我，還以驚人的鎮靜力包容我這位醫生作家，同時還是很多話的歷史學家。這本書是獻給她們的。

我希望本書既能引起讀者的共鳴，也同時兼具娛樂作用。希望讀者能包容書中某些可能過度假想的「如果……會如何」的說法。歷史是真實發生過的事情，有時它將世界變得更美好，有時則相反。另外，用心的讀者肯定能找出讓任何作者都會感到羞愧的訛誤之處。我想在此借用美國總統羅斯福（一九〇一年至一九〇九年間任職）的自知之明來聊以慰藉，他說：「只有不做任何事的人，才不會犯錯。」（The only man who makes no mistakes is the man who never does anything.）

腓特烈三世

前所未有的德國

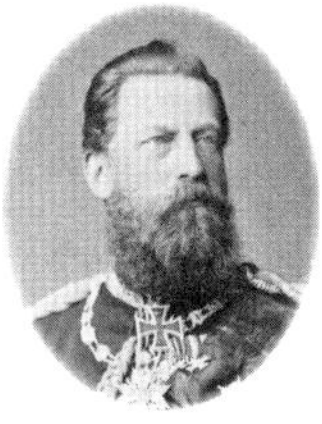

「各位先生們，我因為喉嚨嘶啞所以無法為您們高歌一曲！」當日蒞臨柏林城市宮的德國國會議員聽到這略帶戲謔的解釋時，想必紛紛禮貌性地揚起嘴角，或許有些人還回應：「偉大的殿下，您太幽默了……」現場沒有任何人會知道這其實代表悲劇已開啟，尤其是對那位臉上掛著疲倦笑容，用這話當開場白的主角來說。這是一齣既是他人生也同時是政治上的悲劇。這段情景來自一八八七年三月八日的紀錄，致詞者是普魯士國王、德國首位皇帝威廉一世之子，普魯士王儲，全名腓特烈．威廉．尼古拉斯．卡爾（Friedrich Wilhelm Nikolaus Karl）。

德意志帝國當時剛自法國凡爾賽宮的鏡廳成立滿十六年，普魯士隨率領了其他德意志邦聯成員國戰勝法國，引發其他大國對這後起之秀的不安，法國甚至意圖報復。

一瞬間德意志帝國幾乎躍升為中歐巨人，不但擁有龐大人口以及經濟發展，也是正邁向歐洲領頭地位的工業大國。本質上屬於普魯士王國的帝國軍隊，歷經一八六四年對抗丹麥，一八六六年對抗奧地利以及一八七〇／七一年對抗法國的三次短暫卻高效的戰役，可說是一強大的權力工具。這個國際政壇的新秀，有著不同於英格蘭的君主立憲，以及法蘭西共和國等民主形式（不過十九世紀的「民主」與今日相異，當時的英國婦女沒有投票權）的政治結構。普魯士的霍亨索倫家族握有德意志帝國的國家領導權，而推動以及設計政治政策者，則是保守的容克（Junker）*俾斯麥，他以帝國宰相身分在一八八〇年代積極剷除他所認定的「帝國的敵人」，尤其是社會民主黨黨員以及天主教徒。

這名曾短暫出現在那年春天、聲音略帶嘶啞的人，對於當時帝國裡許多熱衷政治的公民以及尋求增進民主基本權利的進步勢力團體而言，他不啻為一座希望燈塔。許多當時以及後代的歷史學家和傳記作家都視腓特烈・威廉為「德國自由主義的希望」

* 指以普魯士為代表的德意志東部地區的貴族地主。

[1]。他們認為腓特烈・威廉能在俾斯麥時代結束後，引領德意志帝國走上遠離限制與威權主義的新道路。油畫家安東・馮・維爾納（Anton von Werner）所繪的畫作《一八七八年腓特烈三世以皇儲身分在宮廷舞會》（*Kaiser Friedrich III. als Kronprinz auf dem Hofball 1878*），尤其能清楚表達當時反對派的期望。腓特烈三世在畫中與其他自由派政治領袖遠離喧鬧站在一起，好似未來即是他們的天下一般。

這位王儲是位出了名的英國體系追隨者，當時英國有一個具制衡能力的議會以及一位超越政黨之上的君主。而王儲與自己的家人和當時大多數同胞不同，他操著一口流利英語，不但欣賞這個在全球各地擁有領地的大英帝國，還熟稔該國情況，這不單是因為他曾多次訪問英國，還因為他的妻子維多利亞不僅來自英國，還是當時維多利亞女皇（人們也將當時的英國稱為維多利亞時代）的同名女兒。腓特烈・威廉首度訪問英格蘭時，維多利亞公主時值八歲，十七歲時成為王儲妃，相較其他歐洲貴族的女兒，她對政治較感興趣。她的父親阿爾伯特親王（同時也是薩克森－科堡－哥達公爵），讓自己的長女接受完善教育，也時常在言語間流露出自己對這第二故鄉英國的讚賞。當女兒嫁給大自己九歲的腓特烈・威廉時，阿爾伯特親王強力呼籲女兒以及未來的女婿在德國（當時普魯士尚未統一）採用英國的君主立憲制度，同時還要建立以及保護民主的基本權利。維多利亞到了柏林之後，王室上下還有反動派的政治人士（例如她終生的親密敵人俾斯麥）都對她十分冷漠甚至懷有敵意，這也促使她更加懷念自己深愛的家鄉。人們始終把她當作一名「外國人」或是「英國女人」，因而將其排除在主流圈外，即便她的親身兒子，也就是後來讓德意志帝國衰敗的威廉二世皇帝也不例外。這位家人暱稱她為維琪（Vicky）的維多利亞，在柏林擁有的堅定支柱只有她的丈夫。腓特烈．威廉十分仰賴這個自己暱稱為「小女人」的妻子，他對妻子的馴服態勢也是皇室裡嘲弄的話題。然而對於許多像是自由主義發言人魯道夫．菲爾紹（Rudolf Virchow）醫生的帝國國會議員而言，腓特烈．威廉對英國妻子的依賴正是希望的象徵。這對於即將發生的悲劇來說，也是個令人矚目的關鍵，尤其在那個醫學進步的黃金時代，身為一名傑出醫生的菲爾紹，卻在這齣由腓特烈．威廉主演的戲裡，扮演了一個特別悲慘的角色。

回到本章開頭，這位聲音嘶啞，被眾人寄予厚望的人，曾是三場會戰中的英雄人物。他身材高大，留著濃密的鬍鬚，有著湛藍的雙眼，常被拿來與齊格弗里德

（Siegfried）和其他德國神話人物相比，是當時許多人民心中理想的男性統治者。只是他的鬍鬚逐漸灰白，德國國會大廈裡的紳士們，可能多少在這位王儲身上聞到某種程度的疲倦甚至是沮喪。畢竟對於腓特烈．威廉而言，他的存在似乎只是為了等待。在這年春天，皇位的繼任者已滿五十六歲了，長壽看來已成為君主制裡改朝換代的絆腳石：他的岳母維多利亞女皇即將慶祝登位五十週年，自己的父親威廉一世皇帝更即將在近日內慶祝九十歲誕辰。這位老皇帝躲過五次暗殺事件，皆倖免於難，而且似乎比常人都還要長壽。

相較於父親的老當益壯，腓特烈．威廉的身體狀態簡直像個苦澀的諷刺。幾個月來，他對自己的健康狀況感到無助。就在前一年，也就是一八八六年，他才剛從麻疹感染復原，當時部分皇室觀察者就發現皇儲的體力已開始大不如前。一八八七年一月他開始不斷出現聲音嘶啞的問題。皇儲以及他的親信諮詢了夏禮特（Charité）醫院的卡爾．格哈特（Karl Gerhardt）教授的意見。這位教授同時是該院的院長，雖然是內科專業而非喉疾專家，卻也推測這位皇儲的情況不妙：「一開始有類似感冒所造成的不適症狀，應該是黏膜發炎造成聲音沙啞。但是接下來的幾個月並沒有咳嗽或其他發炎的症狀而只有乾咳，各式治療黏膜發炎的藥或是吸入劑都無效。」[2]皇儲當時喜愛抽菸斗和雪茄，不幸的是人們直到二十世紀才發現菸草製品中含有致癌的有毒物質。

三月六日，就在皇儲於德國國會大廈前接見議員的兩天前，格哈特教授首次採用當時算是新穎的喉頭鏡來幫皇儲檢查，並留下了以下的診療紀錄：「在聲帶和聲帶中間的左聲帶邊緣，靠近前緣處有一個淡淡的呈舌狀或說是鱗狀的不均勻突起。長度約四毫米，高度約兩毫米。診斷是左聲帶表皮增厚。」[3]在接下來的幾週，醫生數次嘗試使用發熱線圈清除這個可能是瘜肉的突起。這種治療方式對患者而言肯定是種折磨，即便當時人們會使用古柯鹼作局部麻醉——那是一個剛在三年前被一位維也納的眼科醫生卡爾·科勒（Carl Koller）發明的方法。在格哈特和他的同事撰寫的臨床報告中，雖然檢查結果令人沮喪，不過此份報告還是透露了一絲希望：「十四日晚上（一八八七年三月），首次使用發光的鉑絲。十六日進行全面燒灼，尤其針對腫瘤中央部分。這次疼痛較輕微。十八日到二十六日的療程必須先暫停，因為要參加威廉皇帝的生日聚會。二十六日、二十七日、二十九日，一直到四月七日前，每天都用發熱的細絲破壞新長成的結構，燒掉所有突出物。七日時再用一個扁平的燃燒器劃過聲帶邊緣並使其平整」[4]。

腓特烈・威廉熬過這一系列令人精疲力竭的治療後，和他的妻子去了霍亨索倫家族鍾愛的溫泉小鎮巴德埃姆斯（Bad Ems）[5]，進行了預防發炎的呼吸治療。當他於五月中旬再度回到首都時，很快就發現整個療程並沒有讓他痊癒，因為潰爛再度出現，而且表層發紅，完全不符合良性腫瘤的模樣。五月十八日，一個有當時德國著名外科醫生恩斯特・馮・伯格曼（Ernst von Bergmann）教授在內的醫學團隊，討論起這些症狀的可能原因：由於病人沒有發燒、咳嗽以及淋巴結腫大等症狀，所以可以排除是結核病或梅毒引起的發炎。醫療小組也在此次論及「癌症」的可能性。

他們建議皇儲採取切開咽喉並移除腫瘤的處理方式，他們評估這樣的治療成功機率相當高，但也提醒這位未來的德國皇帝，手術後聲音無法完全恢復。切除整個喉頭也是一項選擇，不過手術成功率較低且可能會危及生命。伯格曼為了慎重起見，決定先在屍體上練習，並找一位耳鼻喉科專家加入團隊。後者獲得維多利亞皇儲王妃熱情的支持，因為這位專家是她的英國同鄉——莫瑞・麥肯齊（Morell Mackenzie）醫生。他寫了一本在德國也同樣受矚目的咽喉疾病教科書，廣受其他同業的尊敬，但也有些人認為他過分計較醫療報酬以及太過自傲，所以是位具爭議性的人物。

麥肯齊在五月二十日對皇儲進行了初步檢查，並認為病情有好轉的跡象。這是他與德國醫生合作日益困難的開端，後來更演變成相互敵對、反制。德國醫生們認為腫瘤是惡性，而麥肯齊在他大部分模糊不清的紀錄裡始終表示腫瘤是良性的。我們不難想像皇儲王妃以及深信自己妻子的皇儲會傾向相信哪一邊的說法。麥肯齊代表的是希望，而伯格曼、格哈特和其他德國醫生卻給了皇儲王妃一個黯淡的未來——一個會失聲甚至失去性命的腓特烈．威廉。

奧地利病理學家羅蘭．塞迪維（Roland Sedivy）教授近來曾指出麥肯齊的臨床方法論其實與當今的診斷原則一致，他表示：「麥肯齊領先同時代的其他人，在診斷腫瘤時採用了現代觀點，因為……癌細胞是必須藉由顯微鏡檢查才能證明的……。」麥肯齊根據這個原則於一八七七年五月二十一日，使用喉鉗（Forceps laryngis）做了多處細胞切片採樣並送到柏林的菲爾紹醫生那邊，以確定腫瘤轉變的類型[6]。

而菲爾紹在之後幾個月的診斷行為，卻成了這位偉大學者不太光彩的紀錄。他收到三次檢體，三次都表示沒有發現惡性腫瘤的證據，連第四次腓特烈．威廉癌末時期咳出的組織物，他也未在顯微鏡下發現任何罹患癌症的跡象。他的目光更專注在發現類似病毒疣之物的變化。外界懷疑菲爾紹的政治立場可能蒙蔽了他的判斷，因為身為一名反俾斯麥健將，他不但抨擊俾斯麥不具備語言表達能力以及機智，也無風采可言，他和維多利亞皇儲王妃的立場一樣，不願看到一個自由力量被命運威脅，而因此受到了影響。不過，就組織物檢查科學而言，即使切片是從已受癌症影響的器官中取出，也是會發生其中不含惡性細胞的情況。塞迪維以現代專家的角度，幫這位病理學奠基者緩頰，他表示：「菲爾紹以非常現代和負責任的方式指出了潛在的缺失。我們這些現代病理學家也非常清楚，從不能完全代表腫瘤的切片樣本，是有可能得出錯誤結論的。菲爾紹也曾寫道：『（我們是否真的能）……從切除下來的碎片合理判斷整個疾病？』」[7]一八八七年六月，腓特烈．威廉前往英國慶祝這位在十八歲時即登基的岳母維多利亞女皇五十週年登基紀念，並參加了盛大的紀念遊行。雖然一些參與遊行的女遊客表示，當她們看到德國皇儲時，彷彿見到了馬背上的羅恩格林（Lohengrin）*，但有一位醫生則看出：「皇儲的臉色蒼白，幾乎是帶點淡黃色。他坐在馬背上一動也不動，比較像是座白色雕像，而非活人。他的眼窩很深，樣子像是在痛苦的告別而不是對蜂擁而來的讚賞感到驕傲。」[8]那天麥肯齊做了兩次線環燒灼切除，腓特烈・威廉對這項醫療方式感到十分滿意，所以還把麥肯齊推薦給自己岳母。腓特烈・威廉的滿意也使麥肯齊違背良知，聲稱病人已經治癒。後來這位喉科學的先驅也因為這個行為受到倫敦同業的鄙視。

皇儲和他的妻子到蒂羅爾（Tirol）、威尼斯和聖雷莫（San Remo）展開為期數月的復原之旅，然而情況卻毫無起色。十一月時曾經切除的腫瘤再次長大，甚至通過喉鏡檢查看起來比之前更為嚴重。此時麥肯齊也突然改變診斷：「現在看起來像是癌症。」[9]然而這位醫生並未對病人透露完整真相，十一月十一日時，腓特烈・威廉寫到：「施羅特醫生……在妻子面前表示……病情嚴峻。我問他是否認為是癌症，他回答說：也許是……」[10]現在醫生十分確定，唯有進行危險的完全切除手術才能確保患者的生命，然而患者拒絕接受。「……幾分鐘後，皇儲做了書面通知，表示不同意進行大切除手術，只接受氣切」[11]，氣切手術本來就勢在必行，因為腫瘤已經大到影響

*由德國作曲家華格納創作的一部三幕浪漫歌劇的主角，又稱天鵝騎士，具有高貴俊美的形象。

患者的呼吸。於是一八八八年二月九日，在「……呼吸雜音增加，幾乎可以在餐桌的對面聽到皇儲的呼吸聲」[12]後進行了這項侵入性手術。

皇儲自此雖免於窒息的可能，卻再也無法發出聲音了，腓特烈．威廉只能以手寫方式與外界溝通。手術進行順利，這也象徵醫學界在十九世紀末期發生的劇變。幾個近代偉大的突破都在那段期間發生，包含一八四六年開始引入全身麻醉（這也許是人類歷史上最偉大的時刻），還有在腓特烈．威廉時代前開始的局部麻醉，以及羅伯特．科赫（Robert Koch）和路易斯．巴斯德（Louis Pasteur）利用顯微鏡鑑定病原體，蘇格蘭外科醫生約瑟夫．李斯特（Joseph Lister）也力抗眾議，嚴格執行衛生規定，並在診間施行消毒措施。只是當德國和歐洲的人民閱讀這位下一任德國皇帝（也是歐洲潛在最有權勢的人之一）的健康相關報導時，他們的日常生活還是有把沉重的達摩克利斯之劍＊，因為即便各式醫療進步，各式束手無策的疾病還是會突然爆發。在那號稱技術日新月異的十九世紀，這類的危險還是像幾世紀前發生的瘟疫、天花以及梅毒一樣，對人民影響至深。在德國史上稱為三皇時代的一八八八年，當時有位住在呂貝克（Lübeck）名叫湯馬斯．曼（Thomas Mann）的男孩剛滿十三歲，他後來將十九世紀的兩個重大流行病寫進他的文學鉅著中：《魔山》（*Zauberberg*）裡的結核病，以及《威尼斯之死》（*Tod in Venedig*）中的霍亂。我們在後面章節探討疾病對廣大群眾的影響，以及疾病如何奪走重要人士的生命主導權時，將再次談論這兩大流行病。

然後，腓特烈．威廉等待許久卻為時已晚的消息終於傳到了聖雷莫：他年邁的父親最終在一八八八年三月九日逝世。這位病人終得以腓特烈三世之名登基。赫爾（Franz Herre）對這位無聲皇帝的抑鬱有一句傳神的描述：「這個被死亡點名的人雖知自己時日不多，還是感激被賦予了權勢以及榮耀。」[13] 腓特烈三世一行人頂著暴風雪驅車趕回柏林，俾斯麥宰相卻只以淡淡的禮貌予以接待，或許這位政治人物的腦海裡已雲湧著各式對立場景與權力交替碰撞的想像。然而究竟哪一種情形對於俾斯麥個人的政治壽命以及德國而言較佳或是可少點災難呢？是要讓腓特烈三世統治但是可能為期不長，還是讓在位時間會較長，但是個性善變的新任皇儲威廉（Wilhelm）接手

---

* Damoklesschwert，意指即便擁有強大的力量卻也得時常害怕力量會被奪走。

呢？皇儲威廉剛滿二十九歲，宮廷裡的人已經像是迎向朝陽般地紛紛湧向他。腓特烈三世和皇后維多利亞搬到了夏洛滕堡宮，只要天氣以及皇帝身體狀況允許，他們倆就會乘坐馬車外出短遊。柏林居民對他們充滿同情與好奇，或許有更多的是惋惜。

皇帝的鬍鬚遮住了氣管切開後加裝的銀色套管，以避開眾人的眼光。而他的主治醫生柏格曼則必須面對這個疾病產生的可怕情景，協助清理管中惡臭的分泌物。然而這些都還好，真的讓他感到沮喪的是，他早在九個月前就做出最壞的預測，卻因為麥肯齊和維多利亞皇后不願面對現實，而阻絕了成功的可能，所以他在病人登基前表示：「現在每個人都可以看出來，皇儲嘴裡流出的是惡性腫瘤傷口帶來的惡臭！」

腓特烈三世只執政了九十九天，就病逝於一八八八年六月十五日。菲爾紹醫生的解剖報告清楚載明癌細胞已完全摧毀喉頭，部分氣管與肺部也受感染並形成膿腫，這是這位受尊敬的科學家在顯微鏡下沒有認出或不想看到的東西。麥肯齊醫生為自己的醫療工作獲得了近一百萬金幣——一個在當時堪稱天文數字的報酬，他也在同年出版了一本與這位重要患者相關的疾病專書，病人在書中被稱為貴族弗雷德里克（Frederick the Noble）。四年後麥肯齊因心臟病去世，享年五十四歲。

與腓特烈三世同時下葬的，是擁有一個完全不同德國的願景。我們無法推測死者是否能實現自由主義者的希望，或將其侷限在一個以國家為權力中心的有限民主架構中。歷史學家烏爾里希（Volker Ullrich）專研德國近代史（也是希特勒傳記的作者），他在研究皇儲的日記後，懷疑腓特烈三世執行這個根本性變革的能力及意願：「皇儲對妻子自由主義思想雖感認同，但是沒有強烈到想將德國改成議會制。儘管他與自由派政治家保持連繫，但同時堅決擁護普魯士皇家的黷武氛圍。」[14] 然而，我們不知道如此一個非現實的德國，一個由健康並且遺傳父親長壽基因的腓特烈三世領導的德國，會是什麼模樣，或許他可以執政到一九一〇年，如果他也像他的父親般一樣長壽，甚至有機會執政到一九二〇年，再加上妻子的影響，俾斯麥宰相是沒有機會連任的。

我們很清楚真實的德國在他兒子威廉二世（Wilhelm II）的帶領下於一八八八年至一九一八年的情形：在工業和科學領域處於領先地位，在政治上卻因為皇帝個性搖擺不定且時常缺乏理性，再加上連續幾位軟弱無能的宰相，所以變成歐洲列強動蕩的根源。威廉德國讓我們聯想到「窮兵黷武」一詞，包括與英格蘭的海上軍備競賽，以及最終將自己陷入與法俄的敵對狀態。威廉二世本人口無遮攔又以沙文主義著稱，既主動又被迫將自己走向第一次世界大戰之路，造成大規模滅絕的二十世紀大災難。光是這個結果，我們幾乎可以肯定假使當時是腓特烈三世在位，無論何種結果，都只會更好而不會更差。

瑪麗・都鐸的假懷孕

英格蘭和西班牙幾乎都要統一了，幾乎⋯⋯

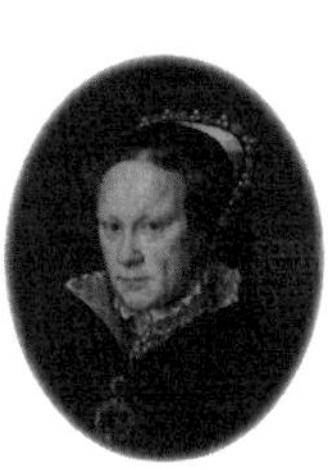

雖然女王不以開朗活潑著稱，但是皇室相關人員還是察覺到她那一向嚴酷的表情裡透露出些微的愉悅。消息很快傳遍了聖詹姆斯宮，隨後也傳遍整個倫敦，原來殿下有孕了！各個駐在英國首都的外國使節，紛紛將三十八歲女王懷孕的訊息傳回自己的母國，其中也包括通知當時統治德意志帝國＊、西班牙以及海外新大陸的查理五世皇帝。給他的信上表示：「女王顯然有孕在身，因為她感覺到了嬰兒的存在。除此之外還有如乳房變化等其他相關徵兆。」[1]這位收件人擁有的江山在當時享有日不落帝國的稱號，他應該對此消息感到十分高興，因為這位英格蘭女王與他的兒子菲利普親王

＊也稱神聖羅馬帝國。

（Prinz Philipp）剛在幾個月前的一五五四年七月成婚了。

當時因為政治立場不同，或更確切地說，因為政治宗教立場不同，所以有些人對夏天的那場婚禮，以及已算高齡產婦的女王懷孕新聞感到喜悅，而有些人則感到擔憂。後者是實實在在對自身存亡感到擔憂，因為瑪麗一世誓言要不計手段將英格蘭帶回天主教信仰，且她統治時期的作為中，最令人印象深刻的就是四處燒殺。她當時用各式令人毛骨悚然的方法處決所謂的「異教徒」（也就是新教徒），所以後代為這位女王起了「血腥瑪麗」的綽號——一個毀滅性的歷史定位，即便同名雞尾酒也無法減輕這個惡名。

讓我們在此稍停片刻，想像一下，此事雖發生在遙遠的過去，然而會產生何種後果以及是否會影響我們今日的世界呢？如果歷史真的如此繼續走下去的話，對於當時生活在西元一五五四／五五的人又代表了什麼？

菲利普親王經由婚姻與英格蘭這個新興的海上力量結成了聯盟，他在不久的將來也會統治世界上最強大的帝國之一（一五五五年查理五世皇帝退位，瑪麗的丈夫因此成為西班牙的菲利普二世國王）。菲利普和瑪麗都是虔誠的天主教徒，以當時的信仰熱情程度來看，可說是狂熱的教徒。瑪麗的父親亨利八世讓英國的教眾擺脫了羅馬的控制，並以自己（以及未來的繼任者）為首，建立了英格蘭教會。而瑪麗想扭轉這個歷史，並讓英格蘭成為天主教的堡壘。在這樣的情況下，新教如何出現在歐洲大陸？馬丁．路德當時剛去世十多年，新的信仰雖已在歐洲大陸的德語區中心、西班牙統治下的荷蘭（他們對菲利普以及繼任者發動了近八十年的獨立戰爭）以及斯堪地納維亞半島上紮了根，但是尚未茁壯。而同是天主教的法國瓦盧瓦王朝，有鑑於權力集中以及西班牙和英格蘭已成同軸的事實，也會逐漸轉變成政治而非宗教上的競爭對手，所以不難想像當時所謂「復興（roll-back）」，無疑會是一場結合西班牙軍隊的劍與火（木材堆），以及宗教裁判酷刑的血腥浩劫。

在此情況下，於十六世紀和十七世紀在歐洲形成的民族國家之基礎，將與日後演變成我們的真實歷史以及現狀完全不同。十八世紀的思想自由，號稱現代化曙光的啟蒙運動幾乎不可能綻放發光，或者將會往後延遲很久才發生。雖然這一切只是假想，不過可以確定的是此刻的歐洲將會少些自由，少些國際化。而究竟哪些超級大國能在如此的基礎上塑造現代化呢？以瑪麗、菲利普以及那個時代新大陸的資源和潛力，或許可以在那虛擬的歷史進程中扮演主導的角色。也許Estados Unidos（西班牙語的美國）將捍衛歐洲，成為聖杯的守護者，並且放緩或阻止已小有奠基的宗教改革，最終形成一個完全不同卻有可能發生的世界。一旦人體的機能失調，即變成一個病理（Pathologie）而非生理（Physologie）的人體＊時，讓當時命運的天秤朝另一個方向傾斜。無論是一個危及廣大人口的疫疾，或是造成一位國家決策者生病，進而讓整個民族脫離原有路線的疾病，皆可能改變歷史進程。瑪麗．都鐸的生平，尤其是她的病史，就是最佳例證。

在我們討論瑪麗．都鐸的身體狀況前，應該先審視她所屬的王朝。都鐸王朝即便在五百年後依然令人著迷，幾乎沒有一個統治家族能引發後世推出如此多的出版品、電影改編、戲劇以及各式其他作品。強納森．萊斯．梅爾（Jonathan Rhys Myers）和娜塔莉．多莫（Natalie Dormer）因為在一部電視影集中分別飾演亨利八世和安妮．博林，吸引了全球五大洲的觀眾，成為炙手可熱的國際明星。而那些從都鐸時代即具有特殊歷史意義的地點，無論是漢普頓法院或是倫敦塔，也一直都是英格蘭首選的旅遊景點。許多遊客尤其對亨利八世兩任妻子最後被斬首的斷頭台感興趣。在倫敦也充滿各式體驗晚宴，只要有一人扮成亨利八世，外加許多英俊的演員就足以讓遊客忽略中央廚房端出的乏味料理。都鐸王朝前後只維持一百一十八年，歷經五位執政者，CJ麥爾（CJ Meyer）曾寫過一部描述該年代的歷史作品，他認為這五位執政者是英國，也有可能是歐洲，甚至是世界上最著名的國王以及女王[2]。

那是一個充斥著暴力、恐懼、叛亂以及戰爭的時代，一個草菅人命的時代。一些前一刻才獲得統治者青睞的親信和顧問們，可能下一刻就因失寵而被送去酷刑室、行刑區或是火堆上。鮮血早在都鐸王朝誕生的前夕就留下印記，一四八五年八月二十二日博斯沃思戰場上血流成河，裡頭也流著一位國王的鮮血。蘭開斯特和約克家族漫長的玫瑰戰爭終於在那裡結束了，而領軍戰勝國王理查三世的正是亨利・都鐸，當時這位蘭開斯特家族的遠房親戚剛從法國流亡多年返回故土。於是人們就在戰場上，在理查三世的屍體前宣布亨利成為英格蘭的新任國王亨利七世，也是都鐸王朝的創始人。

他執政的二十四年來以謹慎小心著稱，因為對於這位新任統治者而言，如何鞏固

---

*症狀是生理轉變為病理的現象，也就是所謂的疾病。

權力是主要政治目標。他與被征服的國王侄女伊麗莎白・約克（Elisabeth York）結為連理被視為和解的象徵。而她也因為電視影集《白公主》（*The White Princess*，二〇一七年）成為家喻戶曉的人物。一直以來，政府宣傳不論在何種政治系統中，都是維持權力的一種手法，所以亨利上位執政之前的種種，勢必要被描繪成負面樣貌。理查三世這位最後死於軍事衝突的英國國王，頓時成為最佳的反派人物，他因為品格邪惡，所以被更好的統治者亨利・都鐸還有他的後裔取代。連莎士比亞也在事件發生約一百年後，讓理查在一齣皇家戲劇中成為史上最黑暗的人物之一。理查肯定是一位心性複雜之人，但是就他的結局而言，他生前絕對算得上是位勇夫。我們所處的時代多少還了他一點公道。他在博斯沃思遺失的遺骸，據說被一位當地的業餘史學家於二〇一二年在萊斯特市的一個停車場底下尋獲。當他的遺骸被運往萊斯特大教堂時，心懷同情的民眾紛紛將上千枝象徵約克家族的白玫瑰扔上他的棺槨，在經歷殘暴結局五百三十年後他終有了安息之處。當地還成立了一座美麗博物館，專門介紹他的生平，並擺放了相關的考古發現。人們使用DNA分析確認了該遺骸為理查三世所屬，另外遺骸也顯示死者生前有脊椎側彎的問題，這也符合莎士比亞和一些人曾聲稱理查三世是名駝子的說法。

疾病和猝死緊緊纏著第一代的都鐸王朝。博斯沃思戰役發生之後，亨利七世與伊麗莎白·約克結婚還不滿九個月，他們就在一四八六年九月獲得一位王子，他被受洗賜名為亞瑟，並且以威爾斯親王的身份自動成為王位繼承人。幾個世紀以來，歐洲貴族在孩子幼年時即決定婚約的慣例，也讓英國在外交上有了令人矚目的成果。當時正崛起成世界大國的西班牙允諾了政治聯姻，亞瑟必須在十四歲那年迎娶西班牙王室夫婦的么女——阿拉貢的凱瑟琳（Katharina von Aragon），婚禮在一五〇一年十月舉行。至於這兩位青年男女（凱瑟琳比她的新郎大了幾個月）是否履行了婚姻義務，則因為後來發生的事件，成為了備受爭議的政治以及教會問題。亞瑟於新婚之夜後向人們吹噓，自己長驅直入西班牙中心，不過這聽起來比較像是上流社會的青少年在自我吹噓。

他們兩人相處時間並不長，亞瑟隨即於一五〇二年四月驟世。可能的死因有鼠疫、流感以及當時流行於英國的不明傳染疾病「汗熱病（englische Schweißkrankheit）」。亨利七世夫婦的次子隨即意外地成為王位繼承人，他與父親同名，並在父親一五〇九年去世後，以亨利八世之名登基。由於與西班牙的同盟關係極為重要，王室成員基於肥水不落外人田的考量，馬上再次迎娶了這位年輕寡婦，阿拉貢的凱瑟琳也成為新任國王的首位妻子（他後來又陸續娶了五位）。雖然聖經不允許娶兄弟之妻，但是教皇以凱瑟琳未履行與亞瑟的婚姻之實為由，認其沒有違反聖經而予以豁免。二十年後，亨利試圖改變當初的解釋，因為他希望那段婚姻曾被履行，好讓教皇能取消自己與凱瑟琳的婚姻關係。當教皇拒絕亨利的要求時，他便決定與羅馬教會決裂，並帶領英格蘭和自己的教會走出一條自己的路，一個以英國國王或是女王為首的英格蘭教會。

亨利希望能解除與凱瑟琳的婚姻，不僅是因為他喜歡上年輕又有魅力的安妮．博林，更重要的是，這場婚姻沒有帶來維持一個王朝必不可少的男性子嗣，或更確切地說，沒有一位王位繼承人成功存活了下來。凱瑟琳並沒有不孕的問題，首先有一位女兒早產，後來在一五一一年一月一日生了一個兒子，不過只活了三天。一五一三年又有一個兒子出世，當時胎兒要不是已胎死腹中，就是出生後即夭折。一五一四年凱瑟琳又生了一個兒子，不過也在受洗沒多久後過世。之後就是出生於一五一六年一月的瑪麗，在她之後還有一位王子，但也在一五一八年胎死腹中。這些嬰孩的悲慘命運顯示，幾百年來分娩對於嬰兒以及母親來說，都有可能危及生命，無論是在農民的茅屋或是貴族的宮殿中，嬰兒的死亡率都很高。這情形一直到十九、二十世紀，當人類了解衛生的基本知識並且確實執行之後才有所改善，而現代的產科以及新生兒科也提供早產兒更好的生存機會。在過去的年代，懷孕一事就如同一把雙面刃，既為父母帶來喜悅，同時也像是在母親與孩子頭上懸了一把利劍。

對於亨利八世和他的第一任妻子而言，除了生產本身具有的一定危險外，還有一個導致嬰兒早產和死胎的可能原因。從現代的病理學角度來看，亨利可能在娶西班牙公主之前就已經染上梅毒。由於他的妻子或妻子們也被他感染（我們會在後面的章節，專題討論這個十六世紀初突然席捲全歐洲的性病），因此可能就此封殺了小王子們的命運。包括安妮．博林也至少有過一次早產或胎死腹中的經歷[3]。如果這個推測為真，梅毒也是困擾國王健康，並將這位曾經迷人穩重的年輕王子轉變成野蠻暴君的眾多病因之一。雖然他本人看起來可能不像電視劇《都鐸王朝》中飾演他的強納森．萊斯．梅爾一樣帥，但他年輕時的模樣與多年後由小漢斯．霍爾拜因（Hans Holbein der Jüngere）在畫布上捕捉的形象，真的相距甚遠——一位橢圓臉上有著詭異雙眼的肥胖君王，也是後代對這位國王最廣泛的印象。

年輕時的亨利是位討喜之人，而且他因為體力而令人印象深刻。他可以連續數日狂歡、打架和飲酒作樂，被當時迷信的人認定是位魔鬼。他曾在一場比賽中跑死了十匹馬，一五一四年時他還染上了天花，最後雖然倖存下來但留下了疤痕。七年後，他又得了當時席捲部分英格蘭地區的瘧疾，也造成他的餘生都必須忍受瘧疾帶來的典型症狀。然而真正對他造成困擾的是腿上的皮膚潰瘍。

意外發生在一五三六年一月二十四日於格林威治宮舉辦的一場比賽，當時身穿全套盔甲的他從馬背上摔下，坐騎更壓在他身上。亨利八世足足昏迷了兩個小時，大家都十分擔憂。除了腦震盪外，他的大腿上還有個開放性傷口，因為一直無法癒合，而終生對他造成影響。更糟的是可能由於慢性感染的關係，傷口還擴散到其他部位，使得這位君主腿上的皮膚持續呈潰瘍狀態[4]。一五三六年，套句當今英國女王的用語，是國王的「多災之年」（annus horribilis）。他在一月運動比賽時造成的頭部創傷，還可能產生了後遺症。二〇一六年，耶魯大學的研究人員在《臨床神經科學雜誌》（*Journal of Clinical Neuroscience*）上發表的一篇論文說明，嚴重的頭部外傷可能會導致荷爾蒙失調，長期下來造成性腺功能低下症（Hypogonadism），也就是生殖器萎縮[5]。這對於一個需要繼承人的統治者而言，就政治層面來說是絕對致命的，而就一個以男子氣概自豪者而言也是一大重擊。他對安妮感到失望，不僅是因為她沒有幫他生一個兒子（一五三三年九月兩人失望地獲得一個女兒。雖然當時無人會想到她將是日後英國最偉大的女王伊麗莎白一世）。這位風情萬種、被反對勢力廣傳為「國王的妓女」的安妮也嫌棄丈夫（日漸下滑）的男性雄風。這種種對亨利而言真是夠了！沒有兒子、辛苦還無法勃起，心情真的糟透了。於是一五三六年五月十九日，安妮在倫敦塔的庭院中，在劊子手的刀下露出自己細緻的脖子，當場身首分離。

後來亨利終於又能重振雄風，再次享受他的男子氣概。就在安妮被處決的十一天後，珍．西摩兒[6]於一五三六年五月三十日成為亨利的第三任妻子。亨利早在與安妮．博林結婚期間就注意到珍，而且她為亨利實現了多年嚮往的願望——獲得龍子。亨利為他受洗取名為愛德華。珍．西摩兒像當時的很多女人一樣，因圍產期（perinatale）衛生不良，在嬰孩出生後十二天死於產褥熱（Kindbettfieber）。這對亨利實為打擊，他感到傷心欲絕。

此時的國王無論生理和心理健康狀況都在走下坡。他無法長時間參加體育活動，食慾卻反而大增，體重也急速增加。他有時每天要吃上十三道菜，配上十品脫的啤酒。由於羊肉、牛肉、豬肉等各式肉類，還有各種家禽，包括麻雀肉派在當時都非常流行，更是日常飲食的主要營養來源，所以亨利會得痛風也不足為奇。據說他在晚期時，體重已重達兩百公斤，而且個性變得越來越難以捉摸和殘酷。他執政的最後幾年被認為是恐怖時期，而他的私生活也胡亂不堪。亨利因為過重、滿身疾病以及勃起功能障礙，所以對床第之趣大減——顯然為自己迎娶第四任妻子找到了一個好理由。

他發現小漢斯．霍爾拜因畫的安娜．馮．克萊夫（Anna von Kleve）很吸引人，便在一五四〇年新年娶了這位來自德國杜塞道夫的公主。過了不久，他就對這位時值二十五歲的新娘感到失望，抱怨她的肌膚鬆弛。這場婚姻前後維持不到半年，不過安娜很聰明，未對國王的無能有任何微辭，所以在這位早已成暴君的統治者下倖存了整整十年。但是亨利的殘疾卻使他與下一任年僅十七歲的妻子——凱瑟琳．霍華德（Catherine Howard）的關係形同災難。由於國王無法滿足她的需求，因此她另外有了情人，只是在那充滿阿諛狡詐的宮廷裡沒有永遠的祕密，凱瑟琳的愛人慘遭斬首，而她在與亨利結婚前的戀人就更不幸了：那人被五馬分屍。而凱瑟琳也於一五四二年二月慘遭處決。

他的第六任妻子，也是第三位叫凱瑟琳的凱瑟琳・帕爾（Catherine Parr）先前已歷經過兩次婚姻，所以懂得如何與男人相處，得以在這場婚姻中勉強生存下來。一五四六年，當士兵們逮捕她時，已經越來越虛弱的亨利竟忘記是自己下令拘捕的，反而還怒斥了那些人。這位暴君於一五四七年一月二十八日去世。他生前最後的八天，全身上下因為潰瘍以及其他排泄物而發出惡臭。沒有一個御醫敢說出任何壞消息，因為預告國王去世是會被判叛國罪，有可能會落入與安妮・博林和凱瑟琳・霍華德同樣的下場。

全國上下像是鬆了一口氣，有如無數監獄大門被打開，前途也一片光明。雖然新上任的國王愛德華六世年僅九歲，但他是一位非常聰明的男孩，有一個攝政議會代他行使職權。議會領導者是國王的舅舅薩默塞特公爵（Herzog von Sommerset）愛德華・西摩兒（Edward Seymour），他是已故王后珍・西摩兒的兄弟。然而血緣關係並不等同於團結與敦睦，薩默塞特的弟弟湯馬斯・西摩兒（Thomas Seymour）試圖推翻他，不過計劃失敗，湯馬斯・西摩兒被處決（不久後薩默塞特也與他走上一樣的不歸路）。

這位年輕的國王是位虔誠的新教徒，他撤除所有信仰天主教的政府專員。然而這位蒼白體弱的青年並沒有璀璨的未來，當時的他極可能感染了結核病，所以有咳嗽、發燒和盜汗等症狀。這位被寄予厚望的年輕人看起來十分痛苦，一位皇帝的使節描述他最後幾天的情況：「他無力移動身子也幾乎無法呼吸。他的身體早已失去機能，指甲和毛髮紛紛脫落，整個人看起來髒兮兮的。」[7]愛德華六世死於一五五三年七月六日，享年十五歲。

他最後命人頒布的旨令之一（也許對他而言是最重要的一條）就是決定繼承人。他絕對不願看到自己同父異母的姐姐瑪麗登基，因為天主教對他而言是絕對的敵人。因此他任命了一位遠房表姊為繼承人，她是亨利八世的妹妹瑪麗的孫女，名字叫珍・葛雷，當時只有十七歲，她與愛德華六世相似，皆為英國歷史上最悲慘的人物之一，珍最後成了「九日女王」。

瑪麗挾著有影響力的追隨者，以國王之女的身分獲得廣泛民眾的認同回到了倫敦，而倫敦塔成了拘留珍．葛雷之處。瑪麗最初顯然想寬恕這位年輕女子，但在湯馬斯．懷亞特（Thomas Wyatt）領導的新教徒起義之後，這位新統治者就把珍．葛雷視為潛伏禍害。因此，女王以「沉重的心情」（在這種狀況多少都只是虛情假意）簽署了於一五五四年二月十二日在倫敦塔執行死刑的手諭。法國畫家保羅．德拉羅什（Paul Delaroche）在一八三三年繪製了一幅令人印象深刻的畫作《珍．葛雷女爵的死刑》（*Die Hinrichtung der Lady Jane Grey*），也是倫敦國家美術館最常被人觀賞的作品之一。

瑪麗上台後隨即啟動歷史的轉輪。天主教教徒在亨利八世和愛德華六世統治時期被鎮壓以及迫害，而現在則輪到新教徒被迫更改信仰或是受到處決。其中最有名的受難者是托馬斯．克蘭默大主教（Erzbischof Thomas Cranmer），瑪麗無法寬恕他宣布父母的婚姻為無效，所以他像當時許多人一樣也被活活燒死。還有一個人在那個殺人不眨眼的時代，以及女王和周遭親信的嚴酷態度下，肯定也處於危境，那就是瑪麗同父異母的妹妹伊麗莎白。她早因為是亨利八世與安妮．博林的結晶，所以被認定為私生女。瑪麗知道，儘管伊麗莎白保證會參加彌撒，但這位同父異母的新教徒妹妹卻是一個潛在的競爭對手。據傳是瑪麗的丈夫菲利普阻止大家對這位紅髮少女動一根寒毛，如果這個傳聞屬實，那麼這位西班牙人肯定在三十多年後為自己當時的婦人之仁深感遺憾，因為伊麗莎白和她的海上艦隊在一五八八年重擊西班牙的無敵艦隊，造成他長期統治來最嚴重的挫敗。

瑪麗以為自己懷了繼承人的想法可能讓她變得溫和，所以對她的臣民（如果是天主教徒）也變得十分友善。人們在教堂裡重新掛上聖母像並陳設金飾，吟唱著讚美頌（Te Deum）。一五五五年四月，菲利普的特使傳來捷報：「女王依照英格蘭的習俗停止社交活動。預計下個月即懷胎滿九個月。」[8]醫生們已經在女王父親於倫敦郊外建造的漢普頓宮裡做好了迎產的準備，瑪麗也讓人準備了發給西班牙皇帝、法國國王以及教皇的信，通知他們王子的出生訊息，不過只在日期部分留白。

但是這些信件從未成功發送出去，最終都留在公共檔案室裡。女王早在六月就傳出有發福以及乳房分泌乳汁的消息，可是到了九月卻明顯「沒有孩子」。這是心理因素造成的假性懷孕還是因為卵巢囊腫引發的積水呢？一個永遠沒有答案的疑問。

然而這樣的戲碼不只發生了一次。一五五八年初，她又寫信告知菲利普自己懷孕了。這次可能是鑑於過去曾有的假懷孕，或者是因為距離他上次回倫敦已經過了六個月，所以菲利普禮貌卻有所保留地作了回覆。這位越來越不受歡迎的女王面色蒼白，且時而發高燒，還產生視力問題，這可能是中樞神經系統失調引發了視覺喪失。一五五八年五月瑪麗立下遺囑，到了夏天，她的狀態日益惡化。那一年剛好有流感襲擊英格蘭，許多人將流感歸為女王的死因，然而這卻違反常理，因為一般人通常不會罹患流感長達五、六個月，一定是有其他病因影響她的抵抗力，使她於一五五八年十一月十七日斷氣。其中最有可能的診斷是泌乳激素瘤（Prolaktinom），它是腦下垂體中產生催乳素的腫瘤。瑪麗的症狀，包括無月經（Amenorrhoe）、溢乳（Galaktorrohe）、頭痛以及視覺障礙等都支持這個診斷，不過隔了幾世紀的診斷難免有些不確定性。

瑪麗．都鐸的病痛和假性懷孕對歷史並未造成多大意義。她在位五年後的驟世卻是英國與歐洲歷史的分水嶺。她同父異母的妹妹伊麗莎白取代她統治英國長達四十五年之久——一個孕育莎士比亞和克里斯多福．馬婁作品的黃金時代，而正是這些偉大的作品使得英語傳到了新世界，並最終遍布全世界。

亞歷山大大帝的早逝

命喪巴比倫

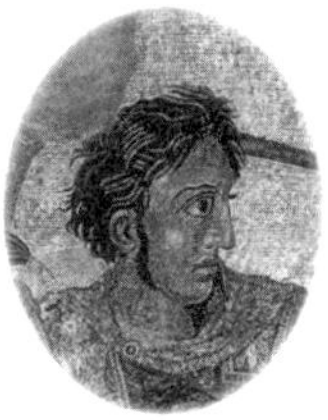

一群曾經征服全世界的人們魚貫走向這位垂死男人的病榻。他們為了他，曾歷經難以想像的艱辛，穿越了沙漠，戰勝了高山，而在遙遠的祖國卻無人知曉。他們為了他不僅受苦挨餓，更重要的是勇敢奮戰。十一年來，他們幾乎馬不停蹄地四處征戰，因為有他的領導以及眾人對他的信任，所以總是旗開得勝。他們深信他不僅與眾神同在，而且是宇宙之神宙斯的兒子。他們是少數的倖存者，成千上萬同袍的屍骨葬在兩河流域的沙漠中、地中海的沿岸、印度叢林裡以及興都庫什山脈（Hindukusch）的山坡上。他們什麼都見識過，無論是天堂與地獄，還是難以計數的財富，當然還有那一次次的死亡與傷痛。他們十分強悍，也許是有史以來最驍勇的戰士。但是此刻，夕陽在幼發拉底河的山谷上散發出柔和的光線，在巴比倫這個古老的文化遺址上，白晝的餘熱已被涼爽的晚風取代，幾乎無人可以止住臉上的淚水。他們依次走過垂死領袖的病榻，一個疲倦的手勢，微微的點頭，示意他認得他們而且明瞭即將就此永別。一個幾乎尚未開始就宣告結束的時代，一個預言可以靠一名統治者的力量以及意志，團結東西雙方的人民共同生活在一起的帝國。隨著他逝去的同時成了一個願景，希冀散居在（已知）世界上的人們可以感覺到自己是特有的存在，也同時是多元文化中的一部分，一個重視科學、藝術，詩歌以及哲學的文化。往事已矣，斯人已去。他們稱他為亞歷山大[1]。

時值西元前三百二十三年六月初，當夕陽照著這個垂死的生命以及被他在短時間內征服的龐大帝國時，希臘化時代（Epoche des Hellenismus）正蓬勃發展，並且在這位創建者過世後還存活了幾個世代，之後才讓位給羅馬帝國、伊斯蘭教以及基督教潮流。如果需要證明歷史是人編寫出來的，那麼沒錯，這樣具有鮮明人格特質的名人，通常不是被寫得大好就是大壞，而或許這個距今如此遙遠的傳奇人物就是最好的證明。一直到了近代，都還不斷有人對這位來自馬其頓的年輕領袖以及他的信眾感到著迷並受其啟發，其中也包括了拿破崙。時至今日，人們不再有崇拜英雄主義（至少在德國），不過亞歷山大仍是歷史上最特別的統治者之一，即便在強烈受古希臘和羅馬帝國型塑的古代歐洲也是如此。西元二世紀的歷史學家普魯塔克（Plutarch）撰寫了《希臘羅馬名人傳》（*Parallelbiografien*），他在當中比較了幾個人的經歷以及成就，除了凱撒大帝以外，無人能與亞歷山大相提並論。即便是集大將軍、戰略家和獨裁者成一身的凱撒大帝，也未曾創建過一個全新的帝國，而是開拓既有的江山並毀滅原有的共和國，當他於西元前四十四年慘遭殺害後，元首制與帝國制便有了發展機會。

亞歷山大大帝個性複雜多面。他富有遠見的征服者性格不僅使他戰勝了當時歐洲所知的眾多帝國，也征服了波斯人，同時，他也尊重大多數被併入民族的文化，試圖塑造出一種新的文化。他傑出的軍事本領，帶領他的馬其頓人擊敗裝備更精銳的軍隊，但另一方面，他卻也有著異常殘酷的性格。這類有著超凡魅力的領導者，往往是創新者也是革命者，而亞歷山大的天才則是伴隨著毀滅性的性格。他的經歷是一個充滿暴力行為的記述，有的是對整個民族，也有的是對某個人。當時提爾城（Tyros，位於現在的黎巴嫩）頑強抵抗，被包圍數個月後才投降，於是亞歷山大對該城展開殘酷的報復。根據古代歷史學家的說法（他們對這個不尋常人物的一生留下的相關史料不多，而且都是數百年後才書寫的），亞歷山大在當地處決了八千人，同時將兩千人釘在十字架上鞭打，並下令一萬三千名婦孺淪為奴隸。

這位征服者因憤怒而出現的殘酷行為，並非是偶發性的。就私底下來說，他除了衝動之外，還有著當時希臘文化中普遍存在的嚴重酗酒傾向，所以被認為是一名善變殘暴之人。其中最令人震驚的事件莫過於他在西元前三二八年，因為酒醉而用長茅刺死自己多年的摯友克雷圖斯（Kleitos）。克雷圖斯當時像許多其他老戰友一樣，公然抨擊亞歷山大採納越來越多源自波斯和亞洲的風俗習慣，對於當時的馬其頓人和許多其他希臘人（如雅典人、塞班人和斯巴達人也鄙視馬其頓人）而言，亞洲人是卑鄙的野蠻人。結果亞歷山大在酒醒後，為自己的行為自責數週之久。

亞歷山大三十三歲時即英年早逝，當時大多數人感到的是震憾，但對某些人來說卻是一種解脫。光是他毫無倦怠的充沛精力，不由得讓人好奇如果亞歷山大能多活幾年或是幾十年，處在東西方交會的舊世界的歷史將如何演進。他的時代距離現在將近兩千五百年，無論從時間或是歷史進程來看都十分遙遠，然而古代的人物與事件卻塑造了歐洲以及亞洲大部分地區的文化，決定了地中海地區以外的人民身分。在這樣一個亞歷山大式的希臘帝國之後，還有可能出現羅馬帝國嗎？這座位於台伯河畔的城市是否只會是眾多古希臘—羅馬—西亞（graeco-romanisch-westasiatisch）都會的其中之一呢？它難道不會被當時的世界中心，位於尼羅河西側的埃及亞歷山大港邊緣化嗎？如果沒有羅馬帝國，沒有它從不列顛群島到小亞細亞之間的廣大駐軍，會有一個木匠的兒子在當時羅馬的一個省分猶地亞（Judäa）建立宗教嗎？基督教還會有崛起的可能嗎？而六個世紀後先知穆罕默德（Mohammed）有機會造成如此廣泛影響嗎？巴比倫之死對後世的影響，看來遠超出我們的想像。

這個創造了哲學、文學、藝術，尤其是建築作品的古希臘時代，是個充斥暴力的時代。富含文化底蘊的地點成了現代吸引觀光客的重要景點，無論是尼羅河畔，雅典的衛城，羅馬廣場還有其他當時帝國的省會城市，例如科隆、維也納、特里爾，甚至直到英格蘭與蘇格蘭邊界的其他城市，在當時都是長期征戰以及慘烈廝殺的戰場。即便是位於現代希臘疆界內的城市，它們之間也發生了一連串連歷史學家都難以釐清的衝突，許多城市只留下像雅典的勁敵斯巴達一樣的記憶。暴力與創新，死亡與創造力齊頭並進。

亞歷山大也是如此。這位出生於西元前三五六年七月，未來可能的征服者，在統治初期謀殺了自己的父親馬其頓國王腓力二世（Philipp II von Makedonien）。年輕的王子和母親奧林匹亞絲（Olympias）涉嫌在婚宴上謀殺腓力二世的傳聞甚囂塵上，理由是國王的再婚會引發他倆重大損失，甚至有可能失去一切。兇手保薩尼亞斯（Pausanias）是國王的隨扈也是前情人（雙性戀在古希臘並不罕見），隨即被其他隨扈殺死（這讓人想起一九六三年十一月德州達拉斯，李．哈維．奧斯華*的命運），畢竟刺客的死永遠是最可靠的沉默方式。

隨後亞歷山大啟動戰爭，首先攻擊相鄰的民族，例如位於多瑙河地區的色雷斯（Thracians），然後再以武力脅迫多個希臘城邦國家加入他的戰線。為了對其他希臘城邦達到殺雞儆猴的效果，他在處理底比斯（Theben）的過程中展現了絕對的無情。由於這個位在希臘中部維奧蒂亞（Böotien）的城邦拒絕投降，因此他在征戰過程中不僅大開殺戒，殺死六千多名底比斯人，之後更直接摧毀整座城，只有他珍視的詩人

*被認為是甘迺迪遇刺案的兇手，案發兩日後被傑克．魯比開槍射殺。

之屋得以倖免。眾多希臘城邦之後為亞歷山大準備中的征服波斯計畫獻上士兵。亞歷山大宣稱對波斯開戰是為過去的波希戰爭復仇，僅管那是發生在一個半世紀以前的事。

征戰波斯始於西元前三三四年的春天。亞歷山大大帝的軍隊最初有將近四萬人。他們與準備就緒的波斯人在格拉尼科斯河（Granikos）展開首次交戰，結果馬其頓大勝為數眾多的敵軍，波斯人還雇了數千名的希臘傭兵參與此次戰役，他們都是拒絕亞歷山大的泛希臘意識形態者（Alexanders panhellenistische）。亞歷山大在此戰役以及隨後的征戰都衝在最前線，即便身強體壯，但十年來的四處征戰也造成身體許多耗損。

西元前三三三年的夏季，他因病不得不暫時停止遠征，留在奇里啟亞（Kikien，現今土耳其）數週休養。當時他可能感染肺炎，甚至有生命危險。而根植於體內的希臘文化——熱衷與志同道合者飲酒作樂的習慣，很可能也對他的身體造成負面影響。對於亞歷山大以及他的親信來說，酗酒是軍旅生活不可或缺的一部分，即便只是短暫駐紮在某處。西元前三三〇年的五月，波斯首都波斯波利斯（Persepolis）被摧毀，據說那是亞歷山大酒醉後下的命令（如果消息來源正確）。不過這些都是亞歷山大時代逝去許久之後的記述，而且是根據如曆書這類已失傳的王宮日記所撰寫的，歷史學家對於這類文件的真實性以及存在性仍有爭議。還有一類的史實更令人懷疑其真實性，就是人稱《亞歷山大傳奇》裡所描述的生平記事。這本小說在中世紀時廣泛傳閱的程度僅次於聖經，其拉丁文版本可以回溯到西元四世紀。飲酒過量無疑會危害性命。赫菲斯提安（Hephaistion）是亞歷山大最親密的朋友之一，他在一場慶祝酒神的慶宴中因為飲酒過量而死於西元前三二四年。悲痛的亞歷山大將死者宣布為聖人，並將他的主治醫生釘在十字架上處死（如果普魯塔克所言正確無誤）。

亞歷山大沒有合理的目的要摧毀波斯波利斯以及其他已被征服的文化遺址，如蘇薩（Susa）、巴比倫和埃克巴塔納（Ekbatana）。他早已成為統治波斯的繼任者，並且卸下異族征服者的角色。他分別在西元前三三三年於伊索斯（Issos）以及三三一年於高加米拉（Gaugamela）戰役中擊敗波斯國王大流士三世（Dareios，或是拉丁文的Darerios），並獲得關鍵勝利。大流士在兩次對抗中都臨陣脫逃，加劇臣民對他的不信任，漸漸離心離德，而高加米拉戰役中雙方對峙的人超過二十五萬名，被認為是古代最大的戰役。最後大流士在逃亡過程中被自己祖國的一名省長殺害了。

亞歷山大在埃及時展現了快速吸納異國文化的能力，並將埃及納入擴展中的帝國。他不僅在此建立了亞歷山大城（也是他眾多成立且名為亞歷山大城中最重要的一個），而且還親自搬到了西瓦綠洲（Siwa Oasis），在那裡有個著名的神諭使他更加相信自己是宙斯的兒子。他巧妙地將這個想法結合埃及人對阿蒙神（Ammon）的崇拜，並以兩個神靈的共生形象稱自己為宙斯—阿蒙（Zeus-Ammon）。我們可以在鑄有亞歷山大肖像的錢幣和雕塑上看到他捲髮間露出阿蒙的公羊角。

當亞歷山大征服了波斯帝國之後，他繼續往當時地中海文化人民以為的世界邊緣前進。他的軍隊在雨季時節越過了希臘人前所未見的高山——興都庫什山脈。即便當地使用戰象應戰，這個讓馬其頓人感到陌生的武器也無法阻擋他們入侵。當亞歷山大沒有軍事對手時，他就試圖征服大自然。光是聽到從未有人穿越過炙熱的格德羅斯沙漠（在當今伊朗的東南部）一事，就引起了亞歷山大的興趣，決定率領部分部隊一起穿越這片荒原。那是一場生死攸關的對抗，足足折損了四分之一的兵力，死傷達一萬五千人，對於亞歷山大而言，邁向永世榮耀的道路是無須計算代價的。

在經過十多年的征戰與臣服後，亞歷山大再度回到兩河流域一帶重組他的帝國。他於西元前三二四年做了一個極具象徵性的決定：在蘇薩（Susa）舉行一場聯合婚禮，讓他的軍隊和管理菁英與波斯上流女性結婚。亞歷山大自己也藉此機會娶了兩名波斯女子（他於七年前結婚的羅克珊〔Roxane〕也還在）。當然，從即刻起專心根據法令統治帝國，同時開始韜光養晦的人生絕非他的作風。經過幾個月的休息之後，他已經開始計劃下一次的征戰，而這次他將矛頭指向阿拉伯半島。然而命運之神突然介入。

那些數量少且可能不太可靠的史籍對於亞歷山大從西元前三二三年五月下旬到六月上旬間的狀況有不同的記載。根據王宮日誌，他持續高燒且身體愈加孱弱。而幾位作家如普魯塔克、狄奧多（Diodor）、庫爾蒂烏斯．魯弗斯（Curtius Rufus）和阿里安（Arrian）等人採用的《亞歷山大傳奇》（更不可靠）則記載著戲劇性的病程。這些流傳到後世並被翻譯成各國語言的亞歷山大的故事，又與原有資料記載有差異。故事裡寫到亞歷山大在一場盛宴上，享用美酒佳餚後突然感到右上腹部像是被長矛刺穿般的刺痛，故事裡他是被下毒毒死。

亞歷山大的致命原因有百種說法（尤其就現代醫學來探討），中毒身亡是其中最常被引用的說法。許多醫生從各自的專業角度來看，他們對留下的記載文獻表示質疑，他們的看法也都有立論根據。除了中毒以外，還有人推測是瘧疾、傷寒、腸胃感染或是西尼羅河熱（West-Nil-Fieber）。另外還有人認為是亞歷山大在印度戰役期間受過傷或是天生有脊椎側彎問題（好幾個亞歷山大的半身像和雕像都顯示，他有頭頸部傾向一邊的斜頸問題）。急性十二指腸炎或胃穿孔也是被推測為造成死亡的原因，因為那確實是長期飲酒會造成的問題。不過這種種的病因推測都有一個共同點，就是它們都只能解釋部分而非全部症狀。瘧疾和傷寒是該地區常見的傳染病，可能性雖高，但是宛如被長矛刺穿般的疼痛（如果屬實）則不符合這類感染疫疾會有的症狀。要解釋這類的疼痛現象除了腸胃穿孔之外，也有可能是胰腺炎，因為即使在今日，胰腺炎的死亡率仍然很高（可達百分之二十的機率），而其主要的誘發原因之一就是酗酒。

他在生命的最後十一天中，除了上腹部有刺痛感之外，還有一個重要症狀——發燒。他在第三天時感覺自己體力已經復元，所以和朋友梅多斯（Medios）一起玩了擲骰子遊戲，而且他還讓人把自己抬到幼發拉底河畔，因為他希望河邊的新鮮空氣能減緩身體的不適。六月八日那天，他還對部隊下達備戰命令。轉瞬間，卻突然連說話的力氣都沒有了。死亡日期可能是在西元前三二三年的六月十日傍晚。啟蒙時代的哲學家約翰・赫德（Johann Gottfried Herder）曾感嘆道：「看，勝利者死於一生中最璀璨的時刻。他曾帶來的種種希望，擁有一個嶄新的希臘世界，也隨之一併消失！」亞歷山大在各面向來說都具備雄才武略，卻從未安排好自己的繼任者。每當被人問及想把帝國交給誰時，他總回答說，留給最好的。

可以預見的是，只要能擁有他的屍體者就可以顯示自己是擁有成為繼業者（Diadochen）的權威性和合法性。所有亞歷山大下屬的指揮官紛紛以繼業者身分，各自佔領部分帝國，其中只有托勒密將軍（General Ptolemäus）將他的遺體帶到自己管轄的埃及。在所有的繼業者國家中，托勒密帝國維持最久，直到亞歷山大去世後三百年才毀滅，只是一項巧合嗎？西元前三十一年，最後一位托勒密帝國的統治者，埃及豔后與她的情人馬克・安東尼（Marcus Antonius）在亞克興（Actium）戰役被羅馬帝國的後起之秀屋大維擊敗，屋大維也在不久後自稱為奧古斯都。

奧古斯都和他的養父凱撒以及之後的羅馬皇帝塞提米烏斯・塞維魯斯（Septimius Severus）和卡拉卡拉（Caracalla）一樣，都曾到埃及的亞歷山大城悼祭亞歷山大大帝陵墓。羅馬帝國時期，那裡曾是旅行者必去的景點之一，然而西元四世紀左右，亞歷山大大帝最後的安息之地卻在瘟疫以及海嘯肆虐之後，從此消失了。

皇帝與「凱撒型妄想症」*／羅馬帝國

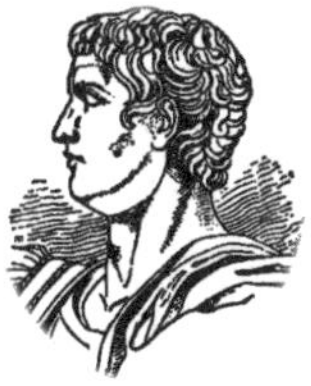

這位才二十四歲就統治（至今仍是）歐洲世界最大帝國的年輕人深受臣民愛戴，更重要的是，無論是元老院、軍團和禁衛軍也都對他有著高度評價。尤其是禁衛軍，他們並非駐軍鎮守邊疆，而是一支駐紮在這個幅員遠自西亞到英吉利海峽的帝國首都羅馬的精銳部隊，他們在此執行軍事與維和勤務，擁有決定性的力量。那年是西元三十七年三月[1]，一個輝煌時代似乎就此展開。這個組織嚴謹的國家，新元首減輕賦稅，並讓流放在外的政治犯釋放回羅馬，提供人民渴望的麵包和馬戲（panem et circenses）**。

* 意指特殊的狂妄、自大和偏執的性格，此性格常出現於羅馬皇帝身上。
** 意指溫飽和娛樂，也表示僅滿足民眾一時的表層需求。

這位統治者全名為蓋烏斯・凱撒・奧古斯都・日耳曼庫斯（Gaius Caesar Augustus Germanicus）。而我們更為熟悉的名字是卡利古拉（Caligula），意為小軍靴，因為他自小喜歡穿軍靴，所以被起的外號。

在古羅馬時期作家蘇埃托尼烏斯（Suetonius）的著作《羅馬十二帝王傳》中，曾以此開場白描述這位皇帝以及他的惡行：「以上是對貴族的描述，現在我準備來談論一個怪物。」[2]原因是這位年輕統治者有種特質（委婉的形容），使得自己的名字最終變為墮落、變態以及精神病的同義詞。就和亞歷山大大帝一樣，關於他以及其他羅馬帝國皇帝的史料來源貧乏，而且真實性也時而受他人質疑。所以蘇埃托尼烏斯算是最重要的資訊來源，他的出生比卡利古拉晚了一個世代，同時就像每位歷史學家一樣，有自己重視的主題和評估標準，只是那些評估標準是否合理正確則不得而知。此外，他傾向聽信八卦和謠言，情節越誇張就越有可能被編進他那縱橫千年的作品之中，時至今日，仍能讓許多對歷史感興趣者讀得津津有味。

姑且先不論蘇埃托尼烏斯所寫的卡利古拉傳記真實性有多高，這位統治者的心理狀態是絕對有問題的。他上台約六個月後即罹患重病，整個人也自此徹底轉變。許多人認為他極可能患有癲癇症，因為整個朱利奧—克勞迪安王朝有多人都受癲癇之苦。其中也包括該家族的先祖，也是開展羅馬獨裁統治的始作俑者——蓋烏斯．朱利葉斯．凱撒（Gaius Julius Caesar），他的養子屋大維，也就是後來的奧古斯都皇帝，將王國發展成帝國。此外，卡利古拉一直避免羅馬菁英們熱衷的游泳運動，因為那有致命的可能[3]。

西元三十七年秋天，卡利古拉可能感染了腦炎（Enzephalitis），一種大多是由病毒引發的腦部發炎，加重他原本已有的病態和異常徵狀。卡利古拉本來給人的形象就不討喜（再次提醒，我們要對資料來源的真實性有所保留），他甚至開始屠殺潛在敵人，連自己的家人也難以倖免。他喜歡現場觀看的處決方式也越來越血腥。據說他與妹妹德魯西拉（Drusilla）發生了亂倫關係，而當她於西元三十八年夏天去世時，他還要求舉國哀悼，這是一件在當時從未發生在羅馬婦女身上的事。據說他還曾砍斷行竊奴隸的手，並要求他將其掛在脖子上。某次晚餐時，卡利古拉把這人拉出示眾以震懾客人，好讓他們打消竊取銀器的念頭。他還曾因為格鬥表演的格鬥士（Gladiator）不夠，把觀眾拖到競技場上，直接送入早已虎視眈眈的獅子、老虎口中。此外他的淫亂程度，也足以令羅馬上流社會目瞪口呆。當元老院議員越來越擔憂自己的權力以及性命不保時，卡利古拉還將珠寶掛在自己喜歡的馬匹上，並準備讓這匹馬成為元老院的議員。最後這個曾經握有權勢的機構也成為暗中協助禁衛軍謀殺皇帝的助力。

西元四十一年一月二十四日，距離卡利古拉登基不到四年，他在劇場上被亂劍刺死。蘇埃托尼烏斯詳述了這位暴君生前的最後一刻以及隨後發生的混亂：「當他躺在地板上喊道：『我還活著！』之時，其餘的人又補上三十幾刀。眾人同聲喊道：『再一刀！』有人甚至刺穿了他的陰莖。他的轎伕聽到騷亂後，急忙拿著棍子上前，緊接著他的日耳曼隨扈也趕到，一起擒服兇手並將幾位無辜的元老議員打倒在地。」[4]

我們無法在將近兩千年後，用現代精神病學的定義來斷定卡利古拉是否患有精神疾病，或「只是」一位有虐待傾向且憤世嫉俗的權勢之人。但是，他的名字已成為自大型妄想（Cäsarenwahn）的代名詞，緊緊附著在羅馬帝國時代。尼祿、埃拉加巴爾（Elagabal）和卡拉卡拉（Caracalla）等其他帝王則有妄想症（Paranoia）、精神疾病（Psychosen）或思覺失調症（Schizophrenien）等跡象。不過事實證明，羅馬帝國本身存在著某種自我保護和清理機制，因為這四位精神異常的皇帝，其中三位在短暫的統治後就被迫下台，卡利古拉最終也只統治了三年又十個月。

而卡拉卡拉這位最早在歐洲被人與恐怖一詞聯想在一起的統治者，曾是謀殺數千人的兇手。有一次他在競技場覺得被觀眾嘲笑，便下令屠殺所有在場觀眾。他在執政六年（西元二一一年至二一七年）後，在一場兩河流域的戰役中被謀殺身亡，從皇位上下台，不過他在羅馬留下了宏偉的卡拉卡拉浴場。埃拉加巴爾據說是他的私生子，西元二一八年五月到二二二年三月在位，與卡利古拉執政時間長度差不多，共三年又十個月。不過這位年輕統治者（年齡不超過十八歲）的生活放蕩無稽，這並不意味著他患有精神疾病，只是不符合那個其實道德觀已經鬆散的時代，特別是他還曾嘗試引進東方的文化傳統*。

唯一有明顯精神問題又統治很長一段時間的皇帝便是尼祿，他於西元五十四年至六十八年統治羅馬帝國。傳言他下令放火焚燒羅馬，同時還在一旁彈著七弦琴吟唱，但這純屬謠言。因為西元六十四年七月羅馬發生大火時，尼祿甚至不在城內。這場災

---

* 他來自敘利亞，大力提倡個人信仰的太陽神，並將東方奢侈的宮廷風帶入羅馬。

難的最大原因應該是乾旱加上大都市人口稠密、住家密集。他的壞名聲主要源自與一些家庭成員交惡，甚至還讓人弒母等事件，以及他下令大規模迫害基督徒。

不過羅馬帝國絕不是靠君主的自大妄想統治的。少數幾位統治者（包括從西元八十一年到九十六年執政的圖密善〔Domitian〕）的精神改變雖是對當時規範的偏離，不過這種偏離形成了歐洲歷史上最長久的一種政府形式。元首制的第一公民（Prinzipat）*有時與元老參議院和武裝部隊等其他權力菁英合作，有時則互相對抗，這種合作又抗衡的制度締造了歷史上的成功。此制度始於屋大維（從西元前二十七年起被視為第一公民），一直持續到五百年後最後一任（西）羅馬帝國皇帝被罷黜。直到東羅馬帝國出現（拜占庭／君士坦丁堡），這個制度還倖存了幾個世紀。

如果沒有一連串有政治手腕且高度機智的統治者，是不可能有這樣的成功模式。儘管在當時有幾位根本無藥可治，只能獨自對抗疾病，他們還是盡力完成己任。他們的先祖凱撒很可能患有癲癇症（羅馬共和國也在他執政時期變成獨裁統治）。古代的中年男子與現代男子一樣，必須承受持續的壓力（例如統治世界帝國），所以也有罹患心肌梗塞和中風等心血管疾病之虞。圖拉真（Trajan）[5]皇帝就是死於這類心血管疾病，當他於西元一一七年離開人世時，是羅馬帝國版圖最大的時期。圖拉真與哈德良（Hadria，西元一一七－一一三八年）、安敦寧．畢尤（Antoninus Piu，西元一一三八－一一六一年）以及雙帝統治者維魯斯（Lucius Verus，西元一一六一－一一六九年）和馬可．奧理略（Marcus Aurelius，西元一一六一－一一八〇年）都是人稱的「賢帝」，他們是歐洲大多數人民在後續的幾個世紀裡所夢想擁有的國家領導人。

羅馬帝國在歐洲大部分地區無論是在文化、語言、傳統以及政治傳統，都留下深遠的痕跡。幾個歐洲大國直到一百年前第一次世界大戰結束時，都還自認有像凱撒大帝般的統治權，所以都採用其系統命名，從凱撒大帝轉變成沙皇或是皇帝。

這些俄羅斯、德國和奧地利的皇帝統治時代，也在二十世紀的大災難後不可避免地走入歷史。從醫學史的角度來看，羅馬文化在公共衛生保健方面也留下深遠影響，並樹立了新的標準。按照今日的醫學知識，我們會認為其開創性不足甚至適得其反，然而這並不會減少我們對這些成就的讚嘆。所以即便羅馬的公廁沖水能力較弱，但是

＊原本為古羅馬共和時期的元老院首席議員的榮譽職銜，後來該職銜成為歷史上對羅馬皇帝的正式稱呼。

與當時人們普遍四處隨意解手的習慣相比，算是向前邁出了一大步。不過他們的清潔機制仍有待加強：解手後大家共用一根一頭附著海綿的棍棒來擦屁股[6]。羅馬人熱衷公共浴池是人類努力追求清潔的證明，而且也算講究衛生，雖然熱水浴池中的水肯定不符合當今的衛生要求。隨著都會的發展，各式問題也漸增（鼎盛時期的羅馬估計有一百二十萬居民），台伯河被認為又臭又髒，是細菌的溫床；城市周遭也常盛傳瘧疾。儘管如此，當時古羅馬以及帝國其他省份實行的衛生預防保健措施，以及訓練有佳、自認有豐富診療經驗的醫護人員（不是那種中世紀用宗教教義指導的醫務人員），他們提供人民的保健方法遠優於歐洲其他地區，有些地區甚至要到十九世紀和二十世紀才達到相同水平。

羅馬世界在西元五世紀的轉變，是內政日益衰敗、領導者能力不足以及外國勢力不斷從荒廢、被忽視的邊境入侵之結果，用英國歷史學家暨考古學家布萊恩・沃德・珀金斯（Bryan Ward-Perkins）的說法：「生活水準嚴重倒退，『即將到來』的『黑暗時代』令人沮喪。」他在一本有關羅馬帝國陷落的精彩著作中，以下述警告作為結語：「羅馬人在帝國陷落前就如今日的我們一樣，以為自己的世界無須做任何根本的改變就能永不落日。他們錯了，如果我們夠聰明，就不會重蹈他們的自滿。」[7]

歐洲的黑死病

瘟疫

一場始於歐洲邊陲的疫情成了史上最大的人口災難，死亡總數高過兩千年來任何一場自然或人為因素造成的災害（包括第二次世界大戰）。四分之一到三分之一的歐洲人（區域狀況差異很大）在短短五年內被掩埋入土，且多數是被葬在萬人塚裡。

卡法市（Kaffa，現稱費奧多西亞）位於克里米亞半島的最東端，在當時是義大利熱那亞（Genuas）城市共和國的一個重要貿易站，而熱那亞共和國也是十四世紀歐洲最重要的經濟大國之一。韃靼人自西元一三四六年夏季就包圍卡法，結果部隊營區遭疫疾肆虐，不僅摧毀了兵力，最終更被迫於一三四七年結束圍城撤軍。根據當時編年史的記載，韃靼人在撤軍前為了宣洩挫敗感，將死者的屍體射上了卡法的城牆，將戰爭轉化成了生物戰。不過這個事件可能像許多留傳已久的故事一樣被加油添醋許多，或者它不是造成後續慘劇發生的唯一因素。也有可能是伴隨著韃靼人部隊來到卡法的老鼠，牠們身上帶有的跳蚤（如印度鼠蚤）竄入城中，而這些跳蚤已經被細菌感染（瑞士醫生耶爾辛在一八九四年發現此細菌，人們為了紀念他將其命名為耶爾辛桿菌）。簡單來說，這些細菌會破壞跳蚤的消化道，使跳蚤無法吸收養分，變得越來越飢餓，便更加迫切找尋受害者吸血，同時將胃中充滿細菌的內容物壓入傷口。跳蚤從一隻老鼠跳到其他老鼠身上，然後再到其他動物以及人體身上。牠們將死亡帶往每位受害者，首先是老鼠，然後就是人類。

死亡的氣息壟罩整座卡法城，熱那亞人也急著逃離，於是大量的人死在逃離的船上，但疫情散播的速度還不夠快到可以讓全部乘客染疫身亡，讓疫情在大海上滅絕。西元一三四七年秋天，船隻將鼠疫帶到西西里島，並且從那裡迅速蔓延開來。熱那亞的軍艦已被死亡和厄運附身的傳聞比船隻更早傳回家鄉，於是船上的水手和商人被拒絕在熱那亞港口外。一三四七年年底，馬賽成了這群來自卡法的死神終點站，當地一半的居民已在嚴冬結束前感染身亡了[1]。馬賽也是西元一七二〇年至一七二二年上演歐洲最後一場大瘟疫的舞台。

其實這種疫疾在歐洲並非首見，只是被人們遺忘，且之前的影響規模也不如西元一三四七年至一三五二年所發生的那樣大。再者十四世紀的人口、社會結構以及疫情條件也與早期大相逕庭。瘟疫在東亞可能始於紀元以前，而在歐洲地區被認定最早出現的時間則是由希臘歷史學家修昔底德提出。

俗稱雅典鼠疫的流行疫疾在這座城市處於鼎盛時期時肆虐全城，那時正值伯羅奔尼撒戰爭爆發之初，而這場長期戰爭（從西元前四三一年持續到西元前四〇四年）也導至了雅典的衰敗。修昔底德是當時的見證人，他在古希臘一部經典作品中描述了這場自西元前四三〇年開始的災難，當時雅典有大量難民湧入，所以人口稠密。有些人也稱這場疫情為「修昔底德瘟疫」。感染的病患首先會因為不明原因發燒、頭痛、咳嗽和打噴嚏，之後就會出現胃腸道不適症狀，「大多數的患者會在第九天甚至在第七天就因為無法承受身體內部灼熱而死亡，而對於那些克服灼熱的患者，病毒則會進一步深入腹腔，引發強烈腹痛並造成腹瀉，使得大多數人因筋疲力盡而死。病痛由上往下蔓延，從一開始侵襲的頭部再到整個身體，如果有人熬過了最艱難的階段，他的四肢也無法避免病毒的侵擾。因為病毒會繼續攻擊陰部、手指和腳趾，許多人因此必須截肢，有些還會失明，還有些人會完全失憶，不知道自己是誰也不認得親人。」[2]這些症狀聽起來雖然殘酷，卻不像是瘟疫！修昔底德還提到連鳥也突然死亡，但他在文中卻沒有提到有老鼠死亡或囓齒類動物普遍死亡的現象。因此，直至今日，這個也稱阿提卡瘟疫（以雅典所在的阿提卡半島命名）的「修昔底德瘟疫」形成的原因仍然是一個未解之謎。有可能是病毒和沙門氏菌，也有可能是由多種病原體引發的流行疫情，或是至今尚未知或已滅絕的傳染疾病。

另一場也發生在古代的災難似乎與其名稱不符。發生在西元一六五年至一六七年俗稱的安東尼瘟疫（antoninische Pest），極可能是場天花流行，且可從當時史學家留下的症狀描述獲得印證：「……許多人整張臉都被感染，只有眼睛未受影響，還發散到脖子、胸部以及手上，皮膚都覆蓋著醜陋的鱗片。」[3]

到了古代後期，根據我們今日對臨床症狀的了解，瘟疫無疑已進入地中海地區，當時那片土地受氣候災難影響正與西元一三四七年的疫情相類似。大約在西元五三五年位於東亞的火山爆發，火山灰噴入大氣，導致日照減少，造成全球大部分地區的低溫狀態。根據芬蘭一所大學的樹輪年代學（藉由年輪來分析樹木生長時天氣狀況信息的方法）研究顯示，西元五三六年全球溫度急劇下降，隨後又發生了兩次平均溫度下降的情形，到了西元五四二年甚至降到過去一千五百年來的最低溫。日照稀少、持續雨雪，有些地區卻發生乾旱。偶發的冰雹又破壞了僅有的剩餘收成（例如西元五三六年在中國的一些省份發生大饑荒），這種種異常氣候對於以農業社會為主的古代晚期極具威脅性，農作欠收以及由此造成的糧食短缺會導致嚴重的生存危機。六世紀時絕大多數人必須像過去以及之後的許多世紀一樣，終日為麵包以及稻米奮鬥，即便有了溫飽，營養也不均衡，使得許多人營養不良。連續發生了幾次農作物因氣候影響歉收後（從該時期的樹輪年代學樣本看來，當時的年輪多為狹窄，表示危機持續了數年），人民普遍的健康狀況迅速惡化，這也代表了人們的抵抗力低下，人體的免疫系統被削弱了。

當時瘟疫傳自非洲，與後來在西元一三四七年發生的情形一樣，那是一個尚未全球化但仍充滿大量商品貿易的世界，而貿易關係加速了疫情傳播。西元五四二年，瘟疫傳到位於尼羅河畔的貝魯西亞城（Pelusium），一個從非洲經由地中海轉運至其他地區的重要貨物轉運站，卻成了病原體傳播的跳板。老鼠、跳蚤和耶爾辛氏菌三項合體，以一艘重載的帆船速度，在數日內抵達了羅馬、馬賽和西班牙海岸，同時也駛向了當時歐洲文明的中心——君士坦丁堡。陸路的傳播速度雖然慢了一些。不過瘟疫也在同年來到耶路撒冷和一個早期基督教的據點安提阿（Antiochia，今日土耳其的安塔基亞城）。歷史學家普羅科皮烏斯（Prokopius）曾詳細描述疫情的爆發經過：「這段時間發生了一場幾乎要消滅全人類的瘟疫。聰明的人們可能可以解釋上天降臨的各式災難，但是對此困境卻百思不解、難以言喻，只好直接認定這是上帝的旨意。大多數感染者對於未來完全沒有想法，不知道還能有何願景或夢想。」患者會突然發燒，但是「膚色卻與原來並無差異……，體溫也沒有想像中熱，但因為只是輕微發燒，所以無論患者自己或是檢查的醫生都不會認為有危險性，因此自然無人感染後會料到自己竟因此喪命。有些人在感染當天出現腫狀，有些人是隔天或是幾天後在小腹和腋窩出現腫狀，有的腫狀則是出現在耳後以及大腿各處。感染後有些人立即身亡，有些則是數天後。有的人身上會出現如扁豆大的的黑色膿皰，這些人甚至活不過當天，立即死亡。還有許多人無故吐血，立即身亡。」[4]

這個症狀描述雖已久遠卻十分精確。感染學家將鼠疫的臨床表現分為三大種類，其中最具象徵的是淋巴腺鼠疫（Beulenpest），它的臨床症狀是淋巴結腫脹，尤其在腹股溝和腋窩的部位，身體其他部位也可能會出現。腫脹的大小不一，大的可以像網球一樣，而且會因為出血而呈黑色。中世紀晚期的木刻畫有描繪醫療人員使用類似手術刀的切割工具剖開此類隆起物（也稱Bubon）的圖像。未經治療的感染者死亡率約百分之六十。而肺鼠疫（Lungenpest）的死亡率則高於淋巴腺鼠疫，主要會影響呼吸系統，患者未經治療的死亡率超過百分之九十。肺鼠疫可以打破從跳蚤到老鼠再到人類的「標準」感染途徑，直接在人群間藉由飛沫感染傳播。感染者呼吸道分泌出的液體會經由咳嗽、打噴嚏或是說話時的「口沫橫飛」，讓病原體找到新的受害者。最令人恐懼的是敗血性鼠疫（Pestsepsis），其病原體會感染多重器官進而導致血液中毒，這在過去肯定會致死。最嚴重的流行疾病發生就在西元一三四七年至一三五二年間，感染者身體會大面積變黑，有時還會有黑色腫脹，俗稱「黑死病」。

發生在西元六世紀的瘟疫，是以當時統治東羅馬帝國的查士丁尼一世皇帝為名。這位當時住在君士坦丁堡的皇帝雖也染疾病倒，但最終倖免於難。而他的妻子西奧多拉（Theodora）則是歷史上最傑出的女性之一，在皇帝生病期間代理政務。這場「查士丁尼瘟疫」是史上重大流行病之一，死亡人數高達數百萬。之後瘟疫仍然在歐洲餘波蕩漾，並在接下來的兩個世紀一次次地爆發感染，直到西元六六四至六六六年鼠疫傳染到不列顛群島後，這場瘟疫才漸漸消退。瘟疫要迅速傳播的要件之一是眾多人口（以及許多老鼠）聚集在非常有限的空間，也就是在城市當中。然而人們常稱為「黑暗時代」的中世紀早期，卻非城市化的鼎盛時期。一些羅馬帝國時期欣欣向榮的城市已呈凋零，許多跡象也顯示大量的基礎設施和文明程度倒退，直到中世紀的鼎盛時期才開始改變。

接著危機階段取代了全盛時期，隨著黑死病達到了危機的最高點。早在三十年前，就已經出現了助長鼠疫傳播的先決要件，而這次又是氣候變化造成的影響。西元一三一五年開始了「大雨」期，接著是無數次農作物歉收導致的大饑荒。人們看著大雨造成幾世紀以來他們從未面臨過的供應危機，將它視為上帝的懲罰，為聖經中記載的洪水的一種新形式，同時瘟疫也被視為耶和華對人類罪惡的懲罰。無休止的雨水襲擊了一個人口增長，但是基礎設施未隨著改善的社會。

窮人首先遭殃，但饑荒很快就蔓延到富裕階層。位於今日比利時的圖爾奈

（Tournai）聖馬丁德修道院院長吉勒斯・德・穆伊西特（Gilles de Muisit）觀察：「上流社會、中產階級以及弱勢階級的男女老少，富人以及窮人，每天出現大量死亡，因此空氣充滿惡臭。」[5]農產收成在歷經西元一三二〇以及一三三〇年代的嚴重的饑荒後，雖然回復到西元一三一五年之前的水準，人口卻急劇減少而且人們的體格孱弱，再加上中世紀城市裡，那些以今日標準來看簡直是災難的衛生條件：人與豢養的動物緊密共存（羊和牛都被豢養在城牆內），還有四處散布的垃圾以及排泄物。此種種皆成為帶有耶爾辛菌的跳蚤以及其宿主老鼠重返歐洲的理想條件。

瘟疫在商人、難民、旅人以及他們的隨身行李中蔓延。布料貿易於瘟疫而言是一個重要的行業。跳蚤可以在紡織品，尤其是皮毛裡存活數天甚至數週，特別是那些在船艙四處亂竄的老鼠毛中。電影導演F・W・穆瑙（Friedrich Wilhelm Murnau）於一九二二年拍攝的《不死殭屍》（*Nosferatu*）和韋納・荷索（Werner Herzog）於一九七九年的改編版，都對瘟疫蔓延有令人印象深刻的描繪。

有些港口城市進行封鎖以防止船隻進港，或進行隔離檢疫。亞得里亞海的拉古薩市（Ragusa），即今日位於克羅埃西亞的的杜布羅夫尼克市（Dubrovnik），被公認是這類預防感染措施的先驅。然而對策總有疏漏之處，當時的英國政府與人民因為百年戰爭將法國視為競爭對手，當他們獲悉瘟疫在法國蔓延時，多少存有一些看好戲的心態，直至人們發現危險已迫在眉睫。巴斯（Bath）和威爾斯（Wales）的主教警告：「來自東方的災難性瘟疫已經抵達鄰國（法國），令人十分擔憂，如果我們不持續虔誠祈禱，瘟疫也會蔓延到這個國家。」[6]

然而瘟疫還是從一個小港口梅爾科姆（Melcombe）[7]來到了英格蘭，並以毀滅性的方式蔓延至整個島國，造成近五成的人口死亡[8]。針對英格蘭黑死病死亡率的研究明顯顯示無人能完全躲過瘟疫的侵襲，不過上流社會的成員一如往昔，多少佔有優勢。貴族居住在石製房屋中，不像農民擠在木頭混粘土的小屋，而且貴族的鄉間別墅對於老鼠而言，不像在倫敦這樣擁擠的地方適合居住，所以貴族的死亡率為百分之二十七，農村人口以及臨時工人的死亡率則依地區而異，居於百分之四十五至百分之七十之間[9]。

政治對手試圖趁流行病和危機時期對他國進行干擾的狀況並不少見。在蘇格蘭，「人們嘲笑英格蘭這個死敵以及他們噁心的死亡」。西元一三五〇年的夏天他們在與英格蘭的交界上集結了軍隊，意圖趁機重擊這個以往通常較為強大的鄰居。然而，套句當代編年史家的詞，「上帝的復仇之手」也用瘟疫的形式對這支軍隊下了手，瘟疫自此也進入了不列顛群島北部的王國[10]。

黑死病使得社會出現了兩個現象：尋找替罪羔羊以及自笞者（Flagellanten）的出現。儘管人們將瘟疫視為上帝對人類罪惡憤怒的表現，但還是認為必須在塵世間找到罪人。一個在過去以及往後都一再成為狂熱、具有針對性暴民底下的受害者——那就是散布在歐洲各地的猶太社區。人們又再度懷疑他們在井裡下毒，導致瘟疫。西元一三四八年的夏天，法國南部和西班牙一些城市裡的猶太人被謀殺了，反猶太騷亂（Progromen）興起，執政當局卻未認真制止。四處謠傳著猶太人意圖不軌，發生大規模屠殺的城鎮更是難以數計。在康斯坦茲（Konstanz）的神父特魯西塞斯（Heinrich Truchsess）平靜地寫道：「從一三四八年萬聖節（十一月一日）到隔年的米歇爾日（九月二十九日）介於科隆和奧地利之間的所有猶太人都被燒死」[11]、「歷史學家認為中歐猶太人在這場屠殺裡的死傷規模大於德國納粹的最終解決方案（Endlösung）」[12]歷史學家們也仔細研究了發生在許多城市的可怕事件，如在瑞士巴塞爾（Basel），人們把猶太人鎖在萊茵河島上的木造屋後隨即點火焚燒。西元一三四九年二月十四日，留在史特拉斯堡而沒有逃走的猶太人，赤裸地被驅趕到墓地後處死。在這個聖瓦倫丁節，約有一千八百位教友的教區在這場大屠殺中死了一半[13]。自笞者是一群散布在各處的狂熱信徒，他們通常用末端裝有金屬片的鞭子在既震驚又受鼓譟的觀眾前自我鞭打，藉此為人民的罪惡向上帝乞求寬恕。教會以及執政當局一般對自笞者持懷疑態度，但在瘟疫流行的年代，他們常是反猶太主義的組成分子，例如在法蘭克福（Frankfurt am Main）等多處城市，自笞者都參與或是煽動了對猶太人的大屠殺。

西元一三五二年的夏天，瘟疫以驚人的速度橫掃歐洲大陸，抵達最後一個歐洲要鎮。當時沙皇帝國的首都莫斯科位於克里米亞北方一千公里處。當我們將瘟疫從卡法出發後的傳播途徑繪製到地圖上，呈現出的形狀常會讓人聯想到劊子手的絞索。瘟疫也真的深深刻入歐洲人的意識之中，它在之後的幾個世紀成了世界末日的代名詞。當時最能讓觀看者感到震撼的藝術作品之一，非杜勒（Dürer）在西元一四九八年創作的木刻版畫《啟示錄的四騎士》（*Die vier apokalyptischen Reiter*）莫屬。著名的醫學史學家漢斯・沙德瓦爾特（Hans Schadewaldt）如此描繪這四位啟示者：「紅馬上坐著手持代表戰爭巨劍的騎士，他被賦予了『將和平抽離土地，讓人們扼殺自己』的使命。黑色駿馬上的騎士，手持著秤，象徵著通貨膨脹：『一塊金幣買一升小麥，一塊金幣買三升大麥』。灰馬上坐著名為死神的騎士，背後跟著地獄。還有一匹白馬上坐著一位騎士，『他手持一把弓』，在當時和之後的幾百年都被作為瘟疫的象徵。古代主管健康與疾病之神的阿波羅（Apollo）即以弓箭作為發動瘟疫的武器，還有荷馬在描述希臘聯軍在圍困特洛伊（Troy）時遭感染瘟疫也如此形容。幾個世紀以來，致命的箭頭成了這種流行病的象徵。」[14]

瘟疫仍留在歐洲人身上數百年。光是在十七世紀時就發生過數次瘟疫，而且通常與各場戰役有關，尤其當三十年戰爭爆發，更加速促進了瘟疫的散播，四位啟示騎士在此期間時常連袂出現。當時的醫療人員根本對這疫疾束手無策。那些穿著誇張，漫步在街頭的瘟疫醫生不僅不了解瘟疫的起因，更遑論有效治療。一直到世紀末的啟蒙時代，在人與動物共處一舍的情況減少以及某些社會階層開始注意個人衛生的情況下，瘟疫散播的情形才逐漸消退，直到西元一七二二年在法國馬賽出現最後一次瘟疫後，這個流行病才在歐洲變得罕見。

儘管各地區疫情造成的危害程度有異，但歷史學家認為西元一三四七年至一三五二年間約有百分之三十的歐洲人口死於瘟疫，相當於一千八百萬人[15]。教皇克萊門特六世（Papst Clemens VI）委託調查的結果指出，共四千兩百八十三萬六千四百八十六人死亡[16]，不過這個數字根本是編出來的天文數字。

另一方面，殘酷的黑死病改善了許多倖存者的社經地位。工人短缺的情形，使得學徒以及農場工人與東家在談判過程中占了前所未有的上風，農奴制在西歐以及北歐地區漸漸崩潰。因為糧食需求遠低於西元一三四七年以前，糧食價格短暫上漲後又下跌，然而農民還是佔總人口的大多數。大部份農民在黑死病出現之前擁有的土地都很小，所以一般死後只能傳給長子。到了大約西元一四五〇年時，許多地區的農民擁有的土地大到可以過繼給所有孩子，其中也包括女兒。

這場災難還留下一個特殊結果：疫情發生之前，歐洲普遍存在饑荒、窮困以及人口過剩的問題，社會階級僵化。西元一三五二年之後，大量人口萎縮迫使人們思考如何更聰明地使用有限的資源，人們可以將生產力較低的土壤作為牧場，機械技術革新取代了人力，風車水車的數量增加。

或許我們心中必須保有樂觀的態度來看待這個新世界，進而得出以下的結論：「經歷了一個不斷死亡的恐怖世紀後，歐洲就像雨後的陽光般，經瘟疫和流行病的洗滌後煥然一新。」[17]

腓特烈二世

蓋世奇才以及斯陶芬家族的終結

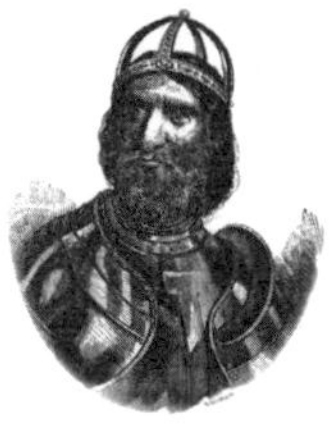

儘管社經背景不同，也不影響許多人對歷史的興趣。各式電視節目中，歷史紀錄片一直佔有重要地位，有些國家的電視台還有專屬的歷史頻道。書店裡也有非小說類以及歷史小說新書專區（位於倫敦皮卡迪利街的水磨石書局，甚至規劃了將近整層的歷史書籍專區）。多虧肯・福萊特（Ken Follet）和加布里（Rebecca Gablé）等作家優異的敘事能力，使得這類書籍有廣大銷路。我們從幾個著名媒體如時代（Zeit）、明鏡（Spiegel）以及地理（Geo）都有歷史相關的出版物，就可以看出讀者對歷史的濃厚興趣以及這個市場有多大。市面上現存最悠久的歷史雜誌《那時》（*Damals*）已經陪伴讀者五十年之久。而您手中正捧著這本書，表示您也和繆思女神克麗歐（Klio）一樣，愛好歷史。

歷史在過去並非一直都受人重視，如果要說有什麼轉捩點，各歷史學家大概會馬上想到於一九七七年在巴登－符騰堡邦（baden-württembergische）舉辦的「斯陶芬王朝」（Staufer）展。當時展期只有兩個多月，卻吸引了超過六十五萬名觀眾，展場斯圖加特舊城堡前總是大排長龍。後來經過計算，發現展覽期間每平方公尺都持續有人駐足觀看。斯陶芬王朝展催生了後來一系列類似展覽，例如一九八一年（兩德還未統一前）舉辦了同樣堪稱傳奇的普魯士王國展。直到今日，許多博物館仍不斷提供各式主題豐富的展覽，特別是在波昂、萊比錫的聯邦德國歷史博物館（Haus der Geschichte）以及柏林的德國歷史博物館（Deutsche Historische Museum）。

讓我們從病理傳記學（pathobiografischen）的角度，審視這個開啟了現代人對歷史熱情的斯陶芬王朝。不少人對這個來自施瓦本地區（Schwaben）的統治家族深感興趣，可能是因為他們處於一個遙遠又神祕的年代。許多人被優良的歷史讀物導正之後，發現其實那個一直被人視為「黑暗」的中世紀時期，也有光彩奪目的一面[1]。中世紀早期歐洲民族大遷徙後的那段時間，確實符合所謂的黑暗特質，而中世紀的晚期也讓人想到西元一三一五年前後的氣候變遷，以及我們上一章談到自西元一三四八年即開始流行的黑死病。身處於十二和十三世紀的斯陶芬時代，相對來說是一個為世人留下無數文化寶藏的時期，諸如伏克爾威德（Walters von der Vogelweide）的詩歌以及宏偉的建築，儘管其中最著名的科隆大教堂直到六百年後才興建完成。當然，輝煌璀璨的文化只是現實的一部分，斯陶芬時代也還是有戰爭、暴力、謀殺以及酷刑。雖說那是一個經濟成長以及普遍繁榮的時代，但依然有人民挨餓，即便數量較過往以及之後的某些時期少了許多。以當時的醫學程度仍難以治癒許多人民罹患的疾病，其中也包含了斯陶芬家族裡最具代表性的人物——腓特烈二世以及他的兩位祖先。

祖父腓特烈一世，又被人稱為紅鬍子腓特烈（Barbarossa），留下無數傳奇卻死於非命。傳聞他長年沉睡在庫夫豪澤山（Kyffhäuser）裡，有一天為拯救德國人脫離苦難而突然甦醒（不清楚以何種方式）。西元一一九〇年六月十日，腓特烈一世率領一支十字軍隊東征，預計在位於今日土耳其境內的薩勒夫河（Saleph River）旁紮營，好稍微整裝清洗。那是一個炎熱的夏日，山上的河水十分清涼。這位年約六十八歲的國王（確切出生日期不詳）在當時已算是一位高齡老人，他不顧其他人的建議，逕自下水（他會游泳，不像當時大多人是旱鴨子）。冷水以及熱空氣之間的溫差十分巨大，腓特烈一世極有可能因此死於心臟病發作，而非溺斃而死。現代的讀者若知道當時人們如何處理他的屍體大概會為之震驚：為了避免屍體因為高溫加速腐化，所以人們煮了他的屍體，好將肌肉和組織與骨頭分離。我們至今仍不知這位經由如此特殊處理的遺骸安息在何處。

他去世後，十字軍東征（這次是第三次）由法國的菲利普二世和英格蘭的獅心理查*繼續帶領。紅鬍子有幸活到高齡，但他的兒子亨利六世卻在三十一歲時離世。這位國王因為感染疫疾，死於墨西拿（Messina），他得的是一種數百年來主要在氣候暖和時會肆虐地中海地區，以及出現在英格蘭和萊茵河沿岸的疾病，那就是瘧疾。每當統治者猝死，就會有遭人下毒謀殺的謠言興起，當時人們也謠傳他的妻子康斯坦絲（Konstanze）參與了毒殺謀劃。

亨利六世的早逝造成一些可預期的後果。這位羅馬人的德國國王，同時也是神聖羅馬帝國的皇帝，竭力建立君主世襲制（Erbmonarchie），使這個帝國的繼承不受其他皇室貴族的選擇影響。他去世前不久曾嘗試建置，即因這些貴族的抵抗宣告失敗。如果他當時能帶領斯陶芬家族達到權力的巔峰，留下更多的時間發揮，那麼德意志的歷史可能會走向完全不同的道路，德意志將會是一個中央集權的國家，不會有直到西元一八七〇年還依然盛行地區分裂的狀況。如此的帝國將與法國、英國、西班牙和瑞典走向相同的道路，成為歐洲政治常態的一部分。

腓特烈二世被認為是位文武雙全的天生統治者，同時有著謎樣般的性格，人們很快稱他為stupor mundi，意思是「蓋世英才」。他的正面形象主要歸功於一本出版於一九二七年，由歷史學家恩斯特・坎托羅維奇（Ernst Kantorowicz）撰寫的傳記，將他描述成一位理想的統治者。現在的學者則試圖將其去神祕化，以「清醒」的態度來看待他。使他今日還令人印象深刻的是他那具現代前瞻性的寬容作法：當時在他的宮廷裡有猶太和伊斯蘭學者，侍衛隊成員也有伊斯蘭教徒，軍隊裡則有衣索比亞士兵。幾位教皇紛紛抵制他，多次開除他的天主教籍，梵蒂岡教會還在他過世時，發表毫不符合教會身分、帶有惡意的評論，而這些言論似乎都和他的個性所為不相符。他在大部分的統治期間（一二二〇至一二五〇年）都留在義大利西西里島上，當時那裡是藝

＊理查一世（西元一一五七－一一九九年），中世紀英格蘭王國的國王，因勇猛善戰而有「獅心王」之稱。

術、文化和科學的中心，而且基本上不受監管控制。他當時的反對者四處散播惡意的誹謗，說他為了滿足自己的求知欲望，讓孩子與外界隔離，以便找出人類的原始語言；為了了解消化過程，他讓人割開他人的肚子等等。不過他個人留下的文學遺產倒是無可爭議的。身為熱衷打獵的獵鷹者，他寫了《狩獵鳥類的藝術》（*De arte venandi cum avibus*）一書。這本書同時也是藝術經典作品，已經再版、翻譯成其他語言出版無數次，如今在古董店和郵購書行都還買得到，算是歷經七百五十多年的暢銷書。

這位全才的統治者於西元一二五〇年十二月十三日在其位於普利亞（Apulien）的菲奧倫蒂諾城堡（Castel Firoentino）中嚥下最後一口氣。他可能死於一種當時流行的傳染病，造成消化系統崩壞，最有可能是傷寒或副傷寒。他去世的那一年是後來的歷史學家介定中世紀中期與晚期的界線。在他死後，羅馬教皇立即散布了許多誇張的消息，將腓特烈二世描繪成一個罪人，說他因為背離信仰所以被懲罰腹瀉至死。還好當時在倫敦北邊的聖奧爾本斯（St. Albans）的編年史家馬提亞斯（Matthäus），在西元一二五一年將這位皇帝描述為世界上最偉大的統治者之一，一名蓋世英才，stupor mundi。

梅毒／愛情的致命陰影

士兵們簡直不敢相信自己的好運，當他們圍攻敵方的首都時，當地反抗的軍民採取了一個絕望的措施。根據一名目擊者的報告，他們以糧食耗盡為由，強行將最美的妓女和婦女趕出城堡，結果法國人被她們的熱情吸引，迷上了她們的美豔[1]。這位目擊者的名字叫法洛皮奧（Fallopio），他不知道自己當時尚未出生的兒子加布里瓦（Gabriele）有一天會成為文藝復興時期最著名的解剖學家和醫生之一[2]，而且一輩子都在研究上述事件引發的流行病後果，老法洛皮奧所觀察到的不過就是生物戰的濫觴。

西元一四九五年二月，法國國王查理八世的勝利軍進佔了久被圍攻的那不勒斯（Neapel），城裡的反抗軍民也早已將最美麗的女人們獻給敵人。然而這樣做的原因不僅是出於擔憂糧食短缺，更是為了持續損傷法國國王的軍隊。這樣一個惡魔般的計劃，結果也超出了所有人的預期——因為這些女人不太健康，與她們交歡過的法國軍隊士兵也因而付出了慘痛的代價。幾個月之後，西元一四九五年七月的福爾諾沃（Fornovo）戰役爆發，照顧傷兵的軍醫[3]震驚地發現許多法國士兵的屍體表皮布滿膿皰以及病變，有些人看起來像是得了痲瘋病。一些人因此死亡，另一些人則必須忍受長年痛苦。法國國王的軍隊因為疫情而折損的速度比敵對的義大利士兵快得多，因此不得不撤退。軍醫觀察到患病士兵的身心皆迅速惡化，這個新疾病和半世紀前流行的黑死病一樣對人民造成重大打擊，然而它有一點與瘟疫、痲瘋病或是天花等眾所周知的流行病不同，那就是它的感染方式。受染者首先產生病變的地方即是男性陰莖，若要檢查他們的性伴侶或是尋歡對象的話，就是檢查其外陰部。這個疫疾毫無疑問是藉由性行為傳播的。

新的流行病與瘟疫有一個共同點，兩者都迅速蔓延整個歐洲大陸，德國人稱其為「惡意的天花」（bösen Blattern，英譯為malicious pox）。疫情以當時的旅行以及行軍速度傳播，後者即為查理八世的軍隊，他們在家鄉用疫情爆發的地點（從法國的角度來看）將此流行病命名為「那不勒斯人病」；在義大利以及其他如德語區、英格蘭地區的國家則稱其為法國人病；荷蘭人稱其為西班牙人病；而在波蘭則稱它為德國人病；俄羅斯稱為波蘭人病。病名誠實反映了感染的路徑，同時也將責任歸咎於國界旁的鄰居[4]。

義大利戰場上的軍隊按照當時的慣例，是由各國招募的傭傭兵組成，所以無論是在義大利還是法國軍隊裡都有來自西班牙的傭兵，這也解釋了後來發生新疫情的原因。雖說這個立論十分具有爭議性，可是直至今日仍未被打破。

一場可怕的瘟疫在全球歷史大事發生後不久就重擊了歐洲：西元一四九三年三月，哥倫布領著僅剩的兩艘船，妮娜（Niña）和品塔（Pinta）[5]從新大陸回到歐陸。他為當時歐洲人尋找通向印度的海路時，發現了新世界，或者更確切地說，重新發現了美洲大陸。因為北歐的維京人（Vikings）在將近五百年前就已登陸北美洲，只是他們與哥倫布引發的殖民和征服浪潮不同，他們沒有留在那裡定居。當返航的水手抵達西班牙時，醫生歐威多（Fernandez de Oviedo）和狄亞茲（Ruy Diaz de Isla）都報告了海員顯然罹患了奇怪的疾病，而且可以猜出是因為和新大陸的原住民，也就是與被命名為「印第安人」的人有了某種接觸。根據醫生的猜測，這種疾病「到目前為止從未見過或聽過」。不過根據歸國者的說法，印第安人對此病很熟悉，而且有治療方法[6]。患者中有一位著名的探險家馬丁·阿隆佐·平松（Martin Alonzo Pinzo），他來自帕洛斯·德拉弗龍特拉（Palos de la Fronten）一個有權勢的家族，他是品塔的船長，和另外兩個兄弟一起踏上了這個歷史性之旅。據說平松回國時虛弱到必須用擔架將他從船上抬下，兩週後他即被宣告死亡。

有一個假說認為引起梅毒的病原體螺旋菌是在西元一四九二／九三年經由哥倫布遠征隊的隊員、熱那亞人（及之後其他的征服者）的三趟旅程傳回歐洲大陸。當時的人信服這個說法，就算有其他的可能，此假說也一直存在。而它與「前哥倫布」（präkolumbianische）假說形成對比，「前哥倫布」說法認為梅毒在西元一四九二年之前已存在於歐洲，不過這個假說還未完全令人信服。

人們應該可以從遺留的骨骸中找出典型的梅毒變化，但是蒐集到的診斷標準和日期都不完整，而哥倫布到達新大陸之前，當地就有梅毒發生的證據卻十分清楚。在今日的多明尼加共和國，人們可以從西元八世紀墳墓的遺骨裡找到此變化。據說該地區的骨梅毒發生率為百分之六至百分之十四，這表示感染率很高，因為並非感染梅毒者都會發生骨骼病變[7]。人們傾向將梅毒看作是美洲原住民對「白人」的提前報復，因為白人在接下來的幾個世紀會掠奪他們的土地，並在許多地方實施種族屠殺，還會引入當地免疫系統無法抵抗的疾病。從疫情蔓延的迅速程度以及人們對該疾病的恐懼，說明了這個性病在一四九〇年代中期左右是全新的，顯然沒有其他任何類似的疾病可比擬，而且也與「前哥倫布」假說大相徑庭。

可怕的流行病迅速影響了公眾意識、宣傳品還有藝術作品。西元一四九六年杜勒（Dürer）即完成了一幅木刻畫作，描繪了感染梅毒全身潰瘍的僱傭兵。同一年，布蘭特（Brandt）也完成了一幅聖母瑪利亞與聖嬰的木刻作品，畫中聖母對著全身潰瘍的梅毒患者所散發出的是懲罰還是治癒的光芒，還有待商榷。她的右手抱著聖嬰，與坐在左手邊的馬克西米利安一世（Maximilian I）同戴著皇冠，以獎勵他於一四九五年頒發的昭令：鞭打「那些感染了最近出現而且過去從未聽過，也俗稱法國人病的嚴重新病」之人[8]，以懲罰他們的罪惡和褻瀆。

這也為往後幾個世紀的政治機構，尤其是宗教當局，定下對梅毒看法的基調。無論是在布道講台還是文宣品上，處處都表示那是一種對有肉慾者的懲罰疾病。尤其天主教會得照照鏡子自我反省，或更確切地說，是那些位高權重的人得如此。因為幾位教皇都感染了梅毒，而且可以想像的是，梅毒也會經由這些虔誠教徒不該有的、荒誕不堪的性生活繼續傳播。除了臭名昭著的波吉亞教皇亞歷山大六世、儒略二世和良十世應該也都感染過梅毒。儒略二世的私人醫生曾寫道：「令人可恥的是，他全身上下處處都顯現了醜陋的慾望跡象。」[9]

然而受這疾病困擾的不只有這些精神領袖，梅毒也在歐洲貴族階層迅速傳播，以至於出現英語的皇家痘（royal pox）以及宮廷病（Hofkrankheit）這類的名稱。人們也懷疑法國的查理八世在占領那不勒斯後，也像他的士兵一樣感染了梅毒。從他「友善查理（der Freundliche）」的綽號我們可以想見，他並不反對各式盛宴和狂歡等娛樂。我們很難想像這位頂著皇冠的領導者，會因為去打網球的路上撞到門框，而以二十八歲的英年死於腦出血。他的繼任者法蘭茲一世和他的宿敵查理五世皇帝也都是感染梅毒的病人。然而當我們在推斷歷史人物是否患有梅毒時也必須謹慎，因為確診罹患梅毒是種侮辱且具有貶低性的，因此它也經常被政治或王朝反對者（或未被重視的歷史學家）用來作為攻訐對方的項目。像是英格蘭的亨利八世、俄羅斯的恐怖沙皇以及法國國王路易十四和路易十五都曾被懷疑患有梅毒。

疫情在那新舊交替的時代，對人們群居生活造成的影響速度與程度遠超過今日（當然，我們現在有抗生素療法對抗這種病菌）。中世紀時，公浴以及澡堂文化深受大眾喜愛，儘管當時人民普遍信仰虔誠，但是並未捨棄肉體歡愉，甚至還興起「澡堂小姐」的職業，這種種也都因為疫情，從此完全消失在歐洲城市文化中。同時，人們對婚外或婚前性行為以及任何未經教堂許可的婚姻形式之譴責，也再次在教會的領導下開始出現。當歐洲貴族以及教會高層還在遊戲人間時，敵視性行為儼然成為大部分地區的一種規範，並在廣泛社會階層形成道德律令。人們將疫情歸責於妓女，並且依地區以及民情不同，對她們進行各式如強迫治療和烙印的殘酷鎮壓。即便是當時最開明的精神領袖，人文主義者伊拉斯姆斯（Erasmus）[10]也呼籲應該採取極端嚴厲且極為不人道的預防措施。「夫妻雙方在舉行婚禮之前，應檢查是否感染梅毒。如果其中一位罹病，則有充分理由解除婚約。根據伊拉斯姆斯的看法，正本清源是最佳解法，『如果當初人們燒死第一批梅毒患者，那就是拯救了全世界。』所以患有梅毒的男性最好都被閹割。」[11]

前面提到的加布里瓦・法洛皮奧於西元一五六四年發表了一篇關於梅毒的科學研究，題目為《法國病》（*De morbo gallico*）。梅毒一詞是由一位義大利醫生（同時也是天文學家）吉羅拉莫・弗拉卡斯托羅（Girolamo Fracostoro）於西元一五三〇年提出，並一直到兩世紀後才被世人接受、確立。法洛皮奧不僅描述了症狀以及當時的治療方法，而且還提出了一個預防傳染的絕妙主意。這位帕多瓦（Padua）大學解剖學教授進行了一項大型研究，用今日的術語稱為定群研究（Kohortenstudie）。研究顯示，將近一千一百名的受試者必須在性交前將陰莖前端套上一個用亞麻布織成的小套子，並用粉紅絲帶繫在陰莖底部，再用唾液提供必要的潤滑。部分的受試者使用浸過鹽和草藥混合物的絲帶，而另一些人則使用浸過牛奶的絲帶。法洛皮奧的經典研究結果證實，無論是在任何情況下受試者都沒有發生感染。由此法洛皮奧無疑可被奉為避孕套之父，而避孕套（condom）英文之名的源由應該與同名的法國小鎮無關，不過是否因為一位名叫Condom的醫師，要求英國查理二世國王用羊腸製作保險套才如此命名，則無明確證據。

在法洛皮奧的時代，市面上有些治療方法對患者帶來的痛苦比疾病本身更糟。人們一開始對癒創木（Guajakholz）寄予厚望，癒創木與瘟疫本身一樣都源自於美洲，人們磨碎這個長在南美和加勒比海島上的木頭後，提煉出精華予以服用或擦抹。當時著名的人文主義者馮．胡滕（Ulrich von Hutten）騎士十分推崇這種療法：「根據我的觀察，癒創木的療效是徐緩均勻的，而非像疾風般迅速見效。人們無法馬上主觀感覺它的療效，或是說感受到它迅速緩解甚至完全消除疼痛，相反的，在治療開始後的十四天，這個病會變得急性，也就是說痛苦會加劇，潰瘍會擴散，而且患者會感覺前所未有的糟糕。」[12]馮．胡滕可能在他生命末期才明白這個木料對梅毒病原毫無治療功效，最後他於一五二三年死於梅毒，享年三十五歲。

市面上使用最久對抗梅毒的治療劑是汞，人們通常將它當作外用藥使用，例如以軟膏的形式大面積擦拭在身體上。許多人也以熱療相輔，例如坐在加熱和密封的浴盆裡。然而這種療法其實是種折磨，患者因筋疲力竭至死而停止治療的狀況也非少見。另外服用含汞的藥片或錠劑以及吸入汞蒸氣，也是幾個世紀以來常用的治療方法之一。汞療法一直到二十世紀初才被廢止，在那之前人們不知道或是低估了汞的毒性。

患者經過多年汞治療後往往會有脫髮和掉牙等症狀，甚至中樞神經系統和內臟器官會受損。有一句英文諺語恰當地描述了這個疫疾和治療兩者之間的致命連接，很難斷定哪一種情況更糟：「與維納斯共度一夜，與水星＊共度一生。」（A night with Venus, a lifetime with Mercury）[13]。人類一直到西元一九〇九年才找出一種真正有效治療梅毒的藥物，是由德國的免疫學家埃爾利希（Ehrlich）和日本的微生物學家秦佐八郎（Sahachiro Hata）研製出的砷凡納明（Salvarsan），其化學基本成分砷顯然也是一種毒物。埃爾利希是一位十分出色的研究人員，他在德國被授予極高的榮譽，他的肖像也曾被印製在受人喜歡的兩百元馬克鈔票上。

梅毒不僅在全世界危害人類超過四百多年，而且更令人驚訝的是，它也長期陪伴了歐洲文化史。為數眾多的詩人、作家和藝術家都曾受梅毒之苦或有梅毒症狀。梅毒患者以及疑似病例彷彿意圖讓俗稱的「法國人病」名符其實，這個大國的許多文藝界代表人士都列入其中，如波特萊爾、福樓拜、莫帕桑、馬奈、高更和羅特列克（Lautrec）。而貝多芬也有罹患梅毒的徵兆，有一本著名的音樂辭典寫到他在年輕時期曾感染梅毒，不過這位偉大作曲家的傳記作者則聲稱：「只要有一位研究人員認為貝多芬沒有梅毒，就會有另外十位相信他患有梅毒」[14]。

舒伯特這位來自中產階級的青年天才音樂家有一個悲慘的命運，雖然他的經歷在那個世代並不罕見。拿破崙戰爭結束後，這位年輕的作曲家[15]喜歡與死黨們一起在熱鬧的維也納享受夜生活或到近郊出遊，直白地說就是縱情聲色。當時歐洲在歷經四分之一個世紀的革命與戰爭後，於西元一八一四和一八一五年之際，在維也納召開了重組大會，當時的維也納可能是世界的「妓女首都」，據估計每三十萬名居民中就有兩萬名是妓女。舒伯特應該是在一八二二年左右（大約二十五歲）感染了梅毒。他之後曾數度隱居，可能是因為部分的皮膚變化和潰瘍造成毀容。另外他還有酗酒的傾向，之後還飽受頭痛與胃痛煎熬，幾乎無法吸收任何營養。他最後死於一八二八年十一月十九日，臨終時只有三十一歲[16]。

然而一個真正的天才是不會被此疾病擊倒的，無論是他的創造力或是活下去的勇氣。讓我們在本章的結尾簡要描述一下德國最偉大的詩人之一，同時也是傑出的散文

---

* 英語中水星和汞的名稱相同（mercury）。

家和諷刺作家——海涅（Heine）的病歷。海涅於西元一七九一年十二月出生於杜塞道夫[17]。他曾在早期著作中提到使用法洛皮奧的發明，這是德國古典文學中極少提及的預防性病傳播以及避孕措施。他在一八二四年二月的一個寒冬清晨寫信給一位朋友：「昨晚我在新開的清潔店裡訂製了半打的保險套，而且是用紫藍色絲綢做的。」[18]當時還是哥廷根（Göttingen）大學學生的海涅，在同一封信中自述自己雖然有心臟疾病，但還是生活得很自在：「連愛情也折磨我。不再是以往專一的單戀。我不再是戀愛中的唯一論者，就好比傾向喝雙料啤酒般，我也偏好雙重戀情。」[19]無論是生活在德國的時期，或是之後在充滿感性的巴黎的漫長歲月，海涅意識到絲質避孕套是保護自己免受感染困擾的唯一方法，然而他最後判斷自己還是染上了梅毒，許多他的自傳卻認為他得了聽起來比較不丟臉而且立意正確的多發性硬化症（ALS），而海涅本人則十分確信此診斷。工人運動的先驅拉薩爾（Lasalle）可以當證人，他在西元一八五六年海涅去世前夕，到他位於巴黎的公寓拜訪，他事後用粗俗的言語形容當時的會面：「他很高興見到我，打完招呼後就（指著自己的陰莖）喊著：『你看看它多不知好歹！我為了它盡心盡力，它卻把我搞成這樣！』」[20]

瑞典國王古斯塔夫二世迷失了方向

呂岑之死

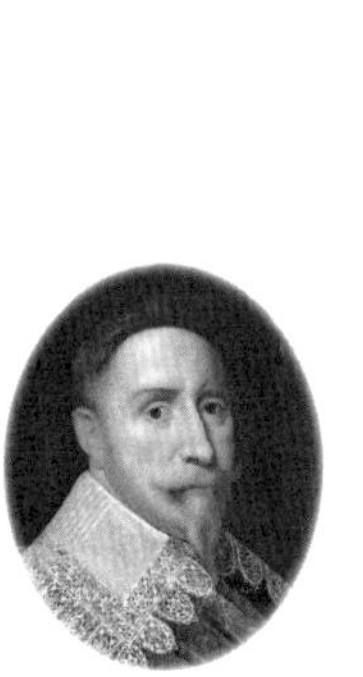

在我們身處的二十一世紀初期，人們罹患近視的比例高到被眼科醫生稱為流行病。根據調查顯示，西方工業化國家中有大約百分之四十的成年人患有近視，而在東南亞，年輕人近視的比例更高。尤其值得注意的是，在新加坡、香港、台灣等地區的高中和大學生超過八成罹患近視。眼睛誤算的問題意味著當一個人有著輕微近視時，在較遠距離時會出現視線模糊的問題。近視者需要靠眼鏡或是隱形眼鏡矯正其視覺缺陷（開車尤其需要），一旦屈光不正的情況不再惡化（通常在二十歲以後），也可以利用所謂的矯正屈光手術，如雷射角膜層狀切除弧度重塑術（LASIK）進行矯正。

導致近視眼日益嚴重的原因除了遺傳等因素外，還有現代的生活、工作以及學習習慣。兒童和青少年在發育階段進行大量「近距離工作」者尤其容易得近視。現代生活的近距離工作代表的是閱讀、使用電腦、玩遊戲以及使用智慧型手機，而這些也就是佔許多青少年主要休閒活動時間的活動。在東南亞這個通常被人稱為充滿活力的成長型社會裡，人們尤其重視吸收知識、教育、企圖心以及職場表現，導致許多充滿野心也聰明的年輕人往往都罹患近視。根據研究結果顯示，花大量時間在戶外玩耍的兒童和青少年們罹患近視的可能性相對較小，可以說他們是像過去幾世紀的孩子那樣度過空閒時間。

近視過去並非不存在，只是患病率（傳播率）較今日來得低。大約在兩百年前一位名為威爾爵士（Sir James Ware）的英國醫生有了驚人的發現，他認為近視與教育程度之間顯然存在因果關係。在切爾西（Chelsea）一所著重技能操練而非知識傳授的軍校中，韋爾發現一千三百名學員中只有三名罹患近視。然而他在當時大英帝國的兩所著名大學卻獲得截然不同的觀察結果：「然後我決定在牛津和劍橋的各學院繼續我的研究，儘管戴眼鏡的學生人數比例參差不齊，但總體而言，還是佔了這兩所大學的一大部份。在牛津的一所學院裡，從一八〇三年到一八〇七年有一百二十七名學生入學，其中三十二名學生戴眼鏡。當然我們也不能排除其中有些人帶眼鏡是為了時尚。但是我相信，與需要眼鏡者相比，他們的人數是微不足道的。」[1]

根據教育程度與視覺缺陷之間的連動關係[2]，我們可以推測在那個廣大群眾都是文盲的時代，相對較少的近視人口很可能主要散布在上流社會。例如：根據記載，羅馬皇帝尼祿在需要長距離遠視的競技場上，會於眼前舉起一塊彩色的石頭，以便看得更清楚。傳言那是綠柱石（Beryll），而德語中眼鏡（Brille）這個字，據說就是源自於這個美麗但可能不太確定的詞源。中世紀時代，德語區已經存在對應今日眼鏡定義的視覺輔助工具，已發現的最早相關文獻記載可追溯到西元一二七〇年，不過當時主要是用來閱讀的老花眼鏡，幫助年長者可以清晰地看到近距離的物體，因為他們原本健康的眼睛在四十至四十五歲之後開始失去近距離對焦的能力。隨著西元一四五〇年左右出現的印刷術，以及隨後因為市面出現大量閱讀材料而引發的知識傳播熱潮，開啟了巨大的閱讀眼鏡市場，也間接引領眼鏡製造商這個新行業的蓬勃發展，眼鏡製造藝術在貿易城紐倫堡達到高峰[3]。而患有近視眼的人所需的眼鏡切割方式與老花眼鏡不同，他們的需求在數個世紀後才得到滿足。

前言的鋪陳是為了將焦點移至一個在昏暗燭光下大量閱讀的男孩身上，他當時才八歲，卻已經開始參加國務院會議，研究相關文件。他能說流利的德語以及瑞典語，同時根據當時的人回憶，他十二歲時應該就懂拉丁語、義大利語、法語以及荷蘭語。這位年輕人的名字叫古斯塔夫·阿道夫（Gustav Adolf）。他的父親是當時瑞典的監國攝政王（Reichverweser），並在西元一六〇四年正式加冕登基成瑞典國王，自稱卡爾九世。古斯塔夫於西元一五九四年十二月九日生於斯德哥爾摩皇宮，他自小就參與父親的政府事務，並伴隨父王至前線作戰。當時的瑞典於西元一五二三年在其祖父古斯塔夫·瓦薩（Gustav Vasa）的領導下，才剛脫離了丹麥的統治。

古斯塔夫的天賦讓當時的人們感到驚豔。在他的老師約翰·斯凱特（Johan Skytte）的出色調教下，他不僅能閱讀《利維烏斯》（*Livius*）和《西塞羅》（*Cicero*）原文，而且吹得一手好長笛。他飽讀詩書也擅長各式運動，雖然有時會過於衝動——這也在日後成為他的罩門。歷史學家尼爾斯·安倫德（Nils Ahnlund）表示，滿腔熱血可說是古斯塔夫的常態。

他的身材高大結實，頂著一頭金髮以及金黃色的山羊鬍鬚，額頭稍高使臉顯得細長，凸顯了那對被人描述成異常大的藍色雙眼。已罹患近視的雙眼會較常人大一些，眼睛的視軸也較常人來的長，因此專家可以一眼看出深度近視者的屈光不正。儘管我們有古斯塔夫眼睛的相關描述，也有當時的人以及傳記作者留下的記載，但是無法確定他的度數究竟是多少，因為當時沒有像今日眼科醫生使用的檢查方法可以確定屈光度，也無法精算至四分之一的屈光度來計算近視深度。

這位年輕人的父親於西元一六一一年過世後，他以十七歲的年齡登基成為古斯塔夫二世・阿道夫（Gustav II Adolf）國王，他的才華、組織能力、思維以及勇氣都符合當時的需求。古斯塔夫一世是他的祖父古斯塔夫・瓦薩，從西元一五二三年到一五六〇年去世時都統治著瑞典。古斯塔夫即位時，瑞典的處境險惡，與三個主要鄰國丹麥、挪威、當時還未鄰近波羅的海的俄羅斯沙皇帝國以及波蘭都處在交戰狀態，當時的波蘭國王齊格蒙特（Sigismund）是古斯塔夫的叔叔，也有瑞典王位的繼承權。這位年輕的瑞典國王和他訓練有素的軍隊在接下來的幾年很快被人視為歐洲最專業的軍隊，開始受到敬重，同時他也擔心如果不盡快消滅這些戰場，至少也得先停火平靜下來。他得勢於數次的大小戰役，靠著外交手腕以及談判的耐心，在卡爾馬戰役（Kalmar War）之後，於西元一六一三年與丹麥和俄羅斯分別簽屬了克納雷德和平條約（Frieden von Knäred）和斯托爾波沃和約（Frieden von Stolbova）。然而，與波蘭的衝突卻一直要到古斯塔夫二世執政期間，西元一六二九年簽訂奧特馬克（Altmark）停戰協定，才平息了過去戰爭一觸即發的狀態。從當時歐洲地圖可以看出瑞典統治的範圍：除了瑞典的核心區之外，它那藍黃相間的國旗還飄揚在芬蘭以及大部分的波羅的海地區。當中也包括沙皇彼得大帝於一百年後佔領的沿海地區以及由他建立的聖彼得堡，在當時是屬於瑞典的英格曼蘭省（Ingermanland）的一部分。今日瑞典最南端的軒能省（Schonen），該省包含馬爾默市（Malmö）以及大學城隆德市（Lund），當時還是屬於丹麥王國的領地，直到西元一六五八年才成為瑞典的國土。

瑞典當時並非國富民強，古斯塔夫二世與國會以及各省通力合作，同時授權十七世紀最傑出的政治家之一埃克塞爾·烏克森謝納（Axel Oxenstierna）管理內政，兩者都鞏固了他對內的統治地位。烏克森謝納只比古斯塔夫年長幾歲，西元一六一二年當他二十八歲時即開始擔任總理，同時也是古斯塔夫最親密的戰友，瑞典在他們的領導下徹底完成現代化。烏普薩拉（Uppsala）大學獲得了巨額資助，也很快成為了歐洲最著名的大學之一。

瑞典不僅在古斯塔夫二世的統治下變得強大，而且不再只是一個處於偏遠外圍地區的國家。歐洲大陸發生的事情會影響瑞典，相對的歐洲各皇室也將越來越多目光投向北方，試圖找出瑞典國王遵循著何種計劃與戰略，尤其是神聖羅馬帝國，他們不僅對這個來自北方強大的軍隊感到畏懼，也對那位年輕國王已成為新教徒偶像一事深感憂心。對於他們而言，無論是新教或是帝國內的新教地區都對他們不利。西元一六一八年五月二十三日發生的布拉格拋窗事件後所引發的衝突，將波希米亞地區的新教徒與當時皇帝（來自哈布斯堡王朝）的爭端擴大成一場歐洲戰爭，主要的戰場就在神聖羅馬帝國的土地上。皇帝斐迪南二世和巴伐利亞公爵馬克西米利安（Maximiliam）領導的天主教聯盟擊敗新教王國，並且剷除了境外勢力的入侵。古斯塔夫二世先前的區域政治對手丹麥王國的克里斯蒂安四世（Chistian IV）也遭慘敗，被逼退到日德蘭半島（Jütland）。神聖羅馬帝國的名將華倫斯坦（Wallenstein）將新教徒打到波羅的海沿岸，並因此被封為梅克倫堡（Mecklenburg）大公爵，而先前信仰新教的公爵則被皇帝不費吹灰之力剷除。

古斯塔夫二世心中一直有兩個想法，他想伸援德國新教徒保有自己的信仰，同時他也想要瑞典的權力與安定。無論是位於波羅的海對岸的潛在敵對勢力，或是哈布斯堡王朝對波蘭瓦薩（Wasa）的支持都造成他沉重的壓力。神聖羅馬帝國皇帝封華倫斯坦這位極富創新精神的戰將北海與波羅的海大元帥一事，被古斯塔夫二世視為一種警告信號。當原本獨立的斯特拉爾松德（Stralsund）反對成為華倫斯坦的屬地時，古斯塔夫二世謹慎地介入了衝突，並於西元一六二八年派遣一小批蘇格蘭僱傭軍到當地，這是瑞典國王與丹麥君主首次聯合出兵。華倫斯坦不得不放棄圍剿斯特拉爾松德，此處也在兩世紀後成為瑞典王國的領土，直到西元一八一五年才被併入普魯士。

古斯塔夫二世在與內部以及國會多次討論，並經過了一番內心交戰後，決定於西元一六三〇年夏天接受支持者以及德國新教徒的聲音，支援那些被華倫斯坦擊敗並面臨滅絕的新教徒。如果他相信惡兆終將應驗這回事，肯定會有所警覺。古斯塔夫二世建造了一艘船，並以家族之名瓦薩（根據瑞典語拼寫成VASA）為其命名，西元一六二六年一月一日船安放了龍骨，兩年後氣勢磅礡的軍艦準備下海，然而它的處女航卻以災難收場。西元一六二八年八月十日，船離開了造船廠，短短二十分鐘後在近兩公里處結束了航程。當時有一陣風吹歪了沒有裝載足夠壓載物的船，水從大砲口滲入，載有五十名水手的瓦薩號傾斜並迅速下沉。從此它留在了斯德哥爾摩港口的泥濘底部長達三個多世紀，直至海洋考古學家安德斯．弗朗澤（Anders Franzén）於一九五七年確認位置，並於三年後將其吊起重見天日。經過數年的修復，瓦薩號已成為斯德哥爾摩的必遊景點之一，並被安置在世界上獨一無二的博物館中[4]，這艘船及其船員的遺骸，讓遊客對古斯塔夫二世的時代有了深刻的了解。

同時，這也證明了那些載著古斯塔二世以及大約一萬三千名士兵越過波羅的海的船隊比較可靠。這支瑞典遠征軍於西元一六三〇年七月六日停靠在皮呢慕德（Peenemünde）。然而盟軍並未如預期奮起群擁，勃蘭登堡－普魯士王國和薩克森王國（都是新教的中心）都持保留態度，反倒是法國提供了金援。這個由樞機主教黎希留（Kardinal Richelieu）治理的天主教國家資助瑞典，明顯代表宗教問題在這場衝突中已漸漸被國家權力政治超越。法國將古斯塔夫二世視為合適的盟友，好對抗擁有強大權力的政治對手哈布斯堡王朝。

直到一個事件發生，強力震撼了已習慣戰事的歐洲，新教之間才出現了聯盟，到了第二年瑞典國王甚至成為新教徒的希望燈塔。當時新教城市馬格德堡

（Magdeburg）遭蒂利伯爵（Graf Tilly）領導的帝國軍隊包圍，希望瑞典人能及時解危。然而希望破滅，蒂利的士兵於一六三一年五月二十日攻陷了這座城，並發動了歐洲久未見的大屠殺，毫無軍紀的士兵屠殺了大約兩萬名馬格德堡公民，他們四處燒殺擄掠，即便躲在大教堂也無法逃過劫難。帝國將領帕本海姆（Pappenheim）報告說，上帝與他們同在，所有跟隨的士兵都變得富有了。教皇烏爾班八世（Urban VIII）也持相同看法，他在一封給朋友的信中表示，他很高興看見這麼多異端人士被消滅。

光是這群人的暴行以及種種違背道德的行為，就能了解古斯塔夫二世在德國新教地區受到何等的歡迎，而天主教擔心被復仇的情緒也繼續向南蔓延。不過當時瑞典軍隊依然十分有紀律，古斯塔夫二世對於如何善待士兵一事比進行報復更感興趣，他甚至要求慕尼黑和紐倫堡等被征服的城市為此提供大筆捐款。西元一六三一年九月，瑞典在布賴滕費爾德（Breitenfeld）的勝戰改變了戰局，帝國軍隊開始向後撤退，戰況急劇轉變迫使帝國皇帝不得不重新任命已被貶斥的華倫斯坦統領軍隊。華倫斯坦雖因為痛風行動不便且健康狀況不佳，然而卻熟稔如何運用戰術以避免正面迎戰，這對於像古斯塔夫二世這類行動派的人著實造成困擾。兩軍長達一個月的對峙於西元一六三二年十一月六日結束，當時華倫斯坦與他的部隊因為入冬所以準備移防至冬季營區，並在萊比錫不遠處的呂岑（Lützen）找到有利位置準備重新整編。

結果瑞典人決定在一個下雨多霧的早晨發動偷襲，惡劣的天氣條件也使古斯塔夫二世這樣有近視的人受到影響。襲擊始於十一點左右，攻擊力度強到連華倫斯坦也感到驚訝，他第二天就報告：「從未見過或聽過如此強勁的攻擊。」然而古斯塔夫二世不顧自己有視力方面的障礙，也不管戰場上霧氣瀰漫，他還是加入了戰局，而且不像其他頭戴皇冠、位高權重者只會留在後方的居高點。讓我們進入（現代歷史學家）戈洛・曼（Golo Mann）對這位國王的最後一刻所做的精湛描述：「因為古斯塔夫騎馬衝入戰場，衝到已受重創的左翼軍隊中時，士兵恭讓他的模樣，使得敵人認出他必定是位重要人物，於是一發步槍子彈射中他的左臂，使他無法控制白馬座騎。這個笨重、近視的男人就這樣無助地在煙霧中起起伏伏，一群帝國騎兵用手槍將其擊斃，拿刺槍刺向他的頭和背部，之後還將其鍊子、手錶、銀製馬刺以及帽子、衣服和靴子洗劫一空，赤裸的屍首就這樣曝曬在光禿土地上，這位曾經的午夜雄獅、十字軍和唐吉軻德。」[5]

戰鬥繼續了六個小時，最終瑞典人迎來一場代價不菲的勝利。之後的征戰持續了十六年，更多的平民受到屠殺與掠奪。這場三十年戰爭光是在神聖羅馬帝國的德國境內就造成三分之一的人口（估計有六百萬人）直接或間接（因為流行病以及飢餓等因素）受到波及，成為戰爭的受害者。而瑞典也在之後將近一百年的時間成為歐洲的強權之一，並且從十九世紀開始轉變為進步的自由民主國家。而二十一世紀的今日，瑞典仍是德國人民評價最高的國家。如果這位在呂岑搞不清楚自己究竟在哪，與誰站在一起的人有機會活下去而且完成任期，那這場戰爭不僅能更快地結束，而且瑞典對德國的影響力肯定遠比雙方在西元一六四八年簽署和平條約之後的狀況來得更深遠，在另一種歷史進程（alternative Geschichtsverlauf）中，這樣的願景也不是不好。

天花／小心，會傳染！

一九八〇年五月八日絕對可說是人類的偉大時刻。這天世界衛生組織在瑞士日內瓦正式宣布天花的根絕，這是人類有史以來第一次消除了流行病。一個數百年來造成人類難以想像的破壞，光在二十世紀就應該有三億人不幸成為這個病的受害者[1]。

這種疾病的特徵是患者臉部以及身上會形成許多膿皰，初期症狀不明顯，只有如發燒、頭痛、背痛以及四肢疼痛和疲勞等症狀。臉上出現大約兩百個充滿液體的膿皰是屬於相對「溫和」的病情，因為嚴重者會有超過五百個以上的小膿包。患者如果未因此而死，也會留下疤痕提醒當事人曾患有這種疾病。德語俗稱此病為「Blattern」*，

*源自中古德文，表袋子、水泡之意。

因為水泡會留下疤痕，有時甚至會造成整個臉部變形。在過去許多年輕婦女以及女孩一旦罹患此病，無疑是重大打擊，因為布滿疤痕的臉被認為是無法找到夫家的。許多患者因此陷入社會底層，一些相對幸運者（尤其在中世紀時）則遁入修道院。許多歷史名人臉上都留有疤痕，我們之所以沒看到，乃是因為這些肖像畫家夠細心（也有對商業的敏銳度），他們為了避免客戶不悅而修飾了這些細節，歌德和莫扎特就是其中兩位，美國國父喬治・華盛頓則僅留下少許疤痕。

天花的起因，或者更確切地說引發天花的病毒可分成兩種，一種是主天花病毒（Variola major），英文俗稱死亡天使（angel of death），此種較嚴重，致死率高達五成；另一種是次天花病毒（Variola minor），它造成的傷害則輕得多，僅會導致約百分之零點二的病人死亡。正如英國醫生，同時也是作家的加勒斯・威廉斯（Garreth Williams）所描述：「感染天花是種『雙重幸運』，一般罹患者病情輕微且只留下少量的疤痕，之後就終身免疫。」[2]

天花顯然自千年前就開始襲擊各地文明。據說中國早在西元前一一二〇年即有病例，西元前六百年也有史書記載了預防的接種（Inokulation）措施（下面將會詳細描述）。遺留至今的埃及莎草紙上沒有發現與此疾病相關的紀錄，不過從死於約西元前一一五七年的法老——拉美西斯五世已成木乃伊的臉上發現他曾得過天花的疤痕。古代的歐洲似乎倖免於天花，天花主要發生在亞洲與非洲，並隨著伊斯蘭教的傳播從阿拉伯半島到了兩河流域以及北非一帶。大約在西元九一〇年時，一位在巴格達執業的波斯醫生拉澤斯（Rhazes）以《天花和麻疹之論》（*Abhandlung über die Pocken und die Masern*）為題做了出色的論述，書中首次將這兩種會引發皮膚病變的疾病畫了一條分界線，而且值得注意的是拉澤斯認定麻疹為更危險的疾病[3]！

天花於中世紀傳入歐洲，據傳匈奴人是帶原者，這個傳聞或許屬實，也或許只是長久以來人們習慣將所有邪惡相關之事都歸責於陌生人和敵人。無論如何，歐洲大部分地區除了北歐、俄國以及冰島之外，在大約西元一〇〇〇年左右都已見識過天花。只是當後來天花病毒傳到冰島，感染了對此無免疫力的人群時便釀成了災難。西元一二四一年，一艘丹麥的船隻將病毒帶到冰島，幾週後當地居民死了約兩萬人左右，佔當時冰島總人口的百分之四十[4]。

西元一五〇〇年以後，歐洲探險家和征服者將天花帶到了新大陸，也引發更大規模的悲劇。天花害死的原住民人數遠超過了殖民入侵者的刀與槍帶來的傷亡。科爾蒂斯（Cortez）從西元一五一九年到一五二一年，只用了六百名士兵就征服了阿茲特克（Azteken）的高度文明，因為首都特諾奇提特蘭城（Tenochtitlán）裡的軍民已成堆死去。一開始阿茲特克人還在首都（即今日的墨西哥城）前擊退了征服者的軍隊，科爾蒂斯預料到對方會反擊，結果反倒是他們占領了這座城市。其中一位西班牙人報告進城後迎接他們的恐怖景象：「屋子裡的人都死了。大街上和廣場上也一樣屍首遍野，如果不踩在印第安人的屍體上，幾乎寸步難行。四處充滿難以忍受的惡臭。」[5]據說在墨西哥兩千五百萬名原住民中，約有一千八百萬人成為天花的受害者。

阿茲特克不是新大陸裡唯一受天花重創，使得基督教征服者能輕鬆占領的高度文明，天花於西元一五二六年左右也重襲了印加帝國。西班牙人在十年內帶來的種種疾病如流感、白喉和斑疹傷寒等疾病，殺死了百分之五十至九十的當地居民。西元一五三二年征服者法蘭西斯克・皮薩羅（Francisco Pizarro）只帶領了一支由一百六十七名步兵和六十七名騎兵組成的小型軍隊，就征服了已飽受這些傳染病和內戰打擊的帝國。

美洲原住民容易感染天花一事後來甚至被征服者故意利用。駐紮在北美的英國陸軍總司令阿默斯特爵士（Sir Geoffrey Amherst）與他駐守在賓夕法尼亞殖民地與印第安領土邊界的指揮官克勒上校（Colonel Henry Bouquet），於一七六三年間有以下的書信往來：「不能把天花弄到敵對的印第安部落嗎？我們必須竭盡所能地滅了他們。」、「我會試著在幫印第安人接種疫苗時用一些（有天花患者躺過的）毯子，並小心不要自己染上這種疾病。」[6]當美國在十九世紀向西部擴張時，十分流行利用生物戰，然而歷史學家對於西元一八三七年至一八四〇年發生在西部大草原的天花大流行是意外，還是當時美國駐軍（也就是指美國政府單位）有意造成的，持有不同看法。當時一艘行駛於密蘇里河名為聖約瑟夫（St. Joseph）的蒸汽輪船上，一名水手出現了天花症狀，並同時傳染給船上的三名印地安原住民婦女，結果造成大約一萬七千名印第安人成為該流行病的受害者，而曼丹族（Mandan）也因此近乎滅絕[7]。

在歐洲，天花於十八世紀達到傳染巔峰，約有一千五百萬名歐洲人在二十五年內死於該傳染病，人們在那段啟蒙時代被病毒感染和患病的機會高達三分之一[8]。英國政治家同時也是作家的沃波爾（Horace Walpole）曾於西元一七五〇年的四月寫信給友人，描述了天花對日常生活的影響有多大：「達基思勳爵（Lord Dalkeith）於三天前死於天花。這對他的家庭不僅是個重大打擊，幾個長輩去年因此病過世之外，他的大兒子也死了，而他唯一的弟弟感染兩天後就全身腐爛，入棺時四肢都脫落了。」[9]

因天花而死的名人有沙皇彼得二世以及法國國王路易十五。彼得二世是彼得大帝的孫子，十二歲時即登基皇位。西元一七三〇年二月這位年輕的統治者滿十五歲後，本應該與一位貴族千金成婚，然而天花在西元一七三〇年一月二十九日斷絕了他短暫的統治生涯。路易十五活躍於社交金字塔的頂端，縱情聲色的他是公認的「大眾情人」，情婦這個角色也在他統治期間成為家喻戶曉的行業，而其中最著名的莫過於龐帕度夫人（Madame Pompadour），她是國王的情婦。路易十五因為曾祖父路易十四過世，所以他早在五歲時（西元一七一五年）就已登基上任，當時他的祖父也在死前幫這名小男孩成立了攝政政府。十五歲那年他成婚了，當時他已達法定年齡，並娶了一位波蘭公主，這位公主幫他生了超過十個子嗣。在他於西元一七七四年五月十日因天花過世前，他已在王位上享受將近半個世紀愉悅的生活。

十八世紀時，人類終於在對抗天花上有了突破，接種疫苗成為醫學上最重要的預防措施之一。它的前身是人痘接種法，該接種法已在中東地區實行了很長一段時間，後來因為一位英國女士的著作而在歐洲廣為人知。瑪麗・沃特利・蒙塔古夫人（Mary Wortley Montague）於西元一七一七年陪同丈夫為英國出使君士坦丁堡，根據她個人描述，三年前自己罹患天花，也因此失去美麗容顏。她到土耳其後發現當地治療者會從一個輕度天花患者的膿皰中取出液體，並刮入健康之人的皮膚中。這種療法是希望（或是說假定）被接種者會因此輕度染病，不會留下疤痕或只會有少許疤痕，並能終身免疫。可惜這個療法的成功率並非百分之百，在波士頓宣導這種療法的馬瑟（Cotton Mather）牧師預期的死亡率為百分之二點五，比疫情真正爆發時的死亡率低了十倍。瑪麗夫人回到英國後，成為該療法的重要倡導者，也逐漸贏得了醫學界和執政者的信任：英國國王喬治一世於西元一七二二年讓兩位公主接受了接種。

真正偉大創新且有效的療法則是由英國醫生愛德華・詹納（Edward Jenner）提出，他的方法相較之下更為安全。當時在英格蘭農場擠牛奶的女僕常以美貌著稱，主要是因為她們很少甚至沒有得過天花，所以臉上沒有疤痕。詹納不是第一個發現這個現象的人，但是他持續關切並且發現另一個現象：這些女僕會從牛身上感染牛痘（牛的乳房感染發炎且有水泡）這種職業病。女僕的手上會起水泡，被稱為擠奶疤，而且只要感染過牛痘者，就會對天花免疫。詹納於西元一七九六年五月進行了醫學史上一項經典實驗：他從剛剛染上牛痘的擠奶女僕莎拉．內爾姆斯（Sarah Nelmes）的水泡中吸出一些分泌物，並將其刮擦進年僅八歲的詹姆斯．菲普斯（James Phipps）的皮膚上，傷口部位出現輕度的發炎反應。幾週後，詹納將天花病人的液體注射進男孩身上，結果沒有出現任何症狀。再過幾個月後，詹姆斯對天花膿皰中提取的物質也沒有發炎反應，天花疫苗就此誕生了！不久詹納發表了十八人成功預防的科學報告，疫苗接種開始在全球被廣泛採納，連英國的強勁對手拿破崙也在西元一八〇五年讓他全部的軍隊注射疫苗，這可算是對英國研究精神的最大讚美。人們從此踏上戰勝這場可怕瘟疫的成功大道上。

騎士與教堂音樂長巴哈

凡人醫者

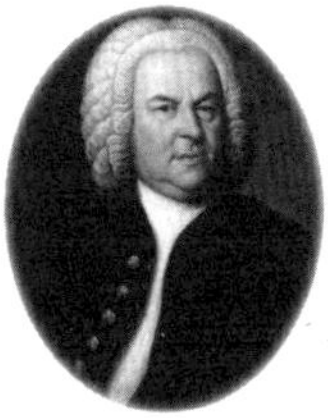

歷史當然不會只記述疾病如何影響掌權者，例如亞歷山大大帝或是富蘭克林．羅斯福是如何突然終止了執政，歷史進程也不全然只受那些被瘟疫、霍亂或結核病肆虐的無名廣大受害群眾左右、形塑或是承受，還有一群個體，他們不但影響了人類的歷史，也改變了我們作為人、公民、族群或是階層一分子的自我認知；他們既是文化歷史的主體，也是其中的一部分，塑造了諸如歐洲某些地區乃至全人類的文明遺產。

疾病也會發生在這群人身上，時而影響藝術家、作家、作曲家的作品。我們可能會想到貝多芬日益加劇的聽障問題，芙烈達．卡蘿因罹患小兒麻痺症而導致肢體障礙，威廉．特納（William Turner）和莫內晚年時罹患的白內障，或是雷諾瓦的風濕病，然而除此之外，還有許多偉大的文化工作者在達到高峰前或是正值高峰期時就過世了。試想患有躁鬱症，並於三十七歲就自殺身亡的梵谷原本可能有機會留下哪些作品呢？或是像舒伯特這類的人，如果沒有遭遇了現代最嚴重，最具毀滅性的流行病會有何影響呢？德國最偉大的劇作家之一畢希納（Georg Büchner），他的遭遇尤其如此，當這位文學家同時也是位醫生因染傷寒而死時，留下了兩本悲劇作品《丹頓之死》（*Dantons Tod*）以及未完筆的《沃依柴克》（*Woyzek*），另外還有一本小說《倫茲》（*Lenz*）及一部喜劇《萊昂斯和莉娜》（*Leonce und Lena*）。畢希納當時才二十三歲，人們認可他的出色才能，甚至將最重要的德國文學獎以他的名字來命名。

當時會危及生命的不只有傷寒這類疾病（當時足以讓畢希納致死，而今日卻可以輕鬆治療），那時醫療人員的素質也是關鍵。而後者這類的不幸就降臨在歐洲最重要的作曲家之一，同時也是文化史上的一個重要表徵——巴哈（Johann Sebastian Bach）身上，他不幸落入一位對患者傷害多於助益的治療師手上。

巴哈的視力不佳。按照他死時訃聞的描述，這位時值六十五歲的湯瑪斯教堂音樂長（Thomaskantor）擁有一張「天生有缺陷的臉孔」（von Natur aus blödes Gesicht），這表示他的視力一直有問題。由於巴哈一生大部分時間都在光線不足的情況下作曲與寫作，他極有可能患有近視。也就是可能與瑞典的古斯塔夫二世有類似的發病機制（Pathogenese），後者最後殞落之處，距離巴哈位於萊比錫的工作地點僅有幾公里之遠。我的眼科醫生看了畫家豪斯曼（Elias Gottlob Hausmann）於西元一七四八年所繪的巴哈肖像，發現他的眉毛之間有著因為沒戴眼鏡而必須長期瞇眼形成的典型皺紋。巴哈的視力隨著年齡的增長每況愈下，可能是因年長而產生了水晶體混濁病變，也就是俗稱的白內障。在過去的幾個世紀，這類的眼部疾病並不是由受過專業訓練的醫生治療，而是由遊走江湖的金針撥障師（Starstechern）進行手術，就像理髮師也常半路出家進行如切除膀胱結石這類的外科手術。當中最著名的是英國人約翰．泰勒（John Taylor）。

根據推測，泰勒於西元一七〇三年出生在諾里奇（Norwich），醫學史學家認定他為典型的庸醫範例，只會增添許多患者（更進一步）的痛苦，這也是當時許多人對他公認的評價。雖說執政當局有時會警告大眾要小心這名外科醫師，但泰勒的舉止、外表和十足的自信常常還是蒙蔽了人們的雙眼。他自稱為「騎士」，並宣傳許多經由他醫治康復成功的奇蹟故事。泰勒脖子上總是戴著高級絲巾，且深受女性喜愛，再者他並未對外虛構自己的來歷：他來自一個外科醫師（Wunderärzten）家庭，曾師從倫敦聖托馬斯醫院（St. Thomas）一位有名望的外科醫師切瑟爾登（William Cheselden）。泰勒的專長是眼部治療，行遍英格蘭，後來也來到歐陸，據稱他在列日（Lüttich，比利時城市名）和科隆（Köln，德國城市名）都獲得了醫學博士學位。要在十八世紀初的三百年之後，判斷所言是否為真以及何時開始編織謊言，遠比當時更加困難，不過他後來承認，自己在瑞士曾讓數百人的雙眼變瞎。他是一位典型的金針撥障師，會用針將渾濁的水晶體撥沉於玻璃體下方作為治療，當他操作這項看似簡單卻又複雜的過程時，展現的自信與傲慢足以安定患者的不安。此外，泰勒也是位糟糕的「藥師」（die Droge Arzt）。英國國王喬治二世任命他為皇室眼科醫師一事，對他而言是最佳的廣告宣傳，幸運的是，國王從來沒有需要接受泰勒的手術。他在上流社會受到極高的推崇，也讓他三十年來一次又一次從倫敦被邀請到歐陸四處看診。

西元一七五〇年春天，泰勒來到萊比錫，有人將他介紹給巴哈，於是泰勒從三月二十八日至三十一日對巴哈施展「金針」術。從今天的角度來看，用針撥開原本固定在瞳孔上的水晶體這個行為，幾乎可以確定會引發嚴重的併發症。不良後果可能有細菌感染（因為人們最多只有先擦拭過金針，但肯定不會煮沸）、續發性青光眼（Sekundärglaukom）或是眼內大量出血。現代白內障手術會將水晶體從眼睛上取下，然後植入人工水晶體，植入者在術後即便不戴眼鏡，也可享有多年良好的視力。手術時間不超過十五分鐘，算是現代醫學中最常見的外科手術之一，每年光在德國就有約九十萬人進行白內障手術。

然而，在巴哈生存的年代，是很難想像有如此的成功率以及如今日般安全的手術。巴哈接受第一次白內障手術後約一週即進行了第二次手術，不過是同一眼還是另一隻眼，則不得而知。順帶一提，據說泰勒喜好開左眼，而且無論檢查結果為何！巴哈的健康狀況在這兩次的侵入性手術後日漸惡化，不過是否因手術所造成尚有爭議。假使真是如此，極有可能是感染引發的敗血症，這與當時記錄的死因「高燒」相符合，不過這位過重的音樂家也可能患有第二型糖尿病，並因此手術後失控。巴哈於西元一七五〇年七月二十八日晚間離開人世。

泰勒接著又摧殘了當時另一位音樂家，對歐洲文化遺產造成另一衝擊。西元一七五八年八月，他在倫敦幫當時的音樂才子——韓德爾進行手術。在那之前的六年，曾有另一位眼科治療師幫韓德爾的一眼進行了手術，當時的手術結果顯然十分成功，然而泰勒的治療卻宣告失敗。這位才華洋溢的作曲家像巴哈一樣，在金針撥障術後幾個月便去世了。

痛風／近代早期的苦難

這位國王的個性令人難以忍受，不過他積極進行國家改革，創建良好（可靠、少貪腐）的行政組織，並在一個相對資源貧瘠、人口貧乏的國家組建傑出的軍隊。儘管他作風不親民，但是傳記作者還是將他推崇為歷史上的偉大人物。他的執政有方，所以他的兒子以及後來的繼任者得以將普魯士擠身進入歐洲強權的行列。不過說起他的人際交往能力，這位普魯士國王威廉一世（一七一三－一七四〇年在位）十足是一名善於製造恐怖氣氛的暴君，無論是對他的官員、百姓或是家人而言。有傳聞說，住在柏林的百姓只要碰上他外出巡視時，就會紛紛快速離開，他會拿拐杖毆打那些來不及躲開的路人，並向群眾大喊類似「你們不應該怕我！你們應該敬愛我，我才是你們應該敬愛的人！」的話。

當然這位君王的惡劣個性也影響了他的行事作風：他是個粗人，對教育和文化都不屑一顧，舉止粗暴，可能還有些虐待狂的傾向。他對當時尚未成人，後來成為腓特烈大帝（Friedrich dem Großen）的兒子也一樣粗暴，兒子因為無法忍受地獄般的生活，曾試圖逃往國外，不幸的是，事跡敗露，威廉一世要求判處自己兒子死刑，結果遭法官拒絕，於是他就強迫當時十七歲的兒子親臨刑場，觀看自己的摯友馮．卡特（Hans Hermann von Katte）被處決的過程。

這位易怒之人到了統治的後半期，還多了一個使他變得更加善變與暴躁的因素：嚴重的疼痛纏身。原來威廉一世罹患了痛風。當他沉浸在自己的繪畫愛好時（少數他涉獵的文化活動），常會在簡單的畫作題上「疼痛下的畫作」（tormentis pinxit）當作簽名。當時的醫生已經清楚他病痛的原因，威廉一世像其他皇家貴族一樣熱愛美酒佳肴，餐桌上的主要菜色以肉食為主，當然還有大量酒品。威廉一世身材日漸趨肥到幾乎走不太動，末期時他身心俱疲，大部分時間只能坐在輪椅上，最後於西元一七四〇年五月三十一日在波茨坦城市宮（Stadtschloss von Potsdam）去世，享年五十一歲。

他的兒子登上普魯士王位，稱號腓特烈二世，在世時即被尊為「大帝」，他遺傳了父親偏愛大量食肉的飲食習慣，不過他的晚餐吃得不如父親多，所以並未超重。從他遺留的制服，以及生前繪製的畫像看來，都顯示他一開始身材正常，到了晚年以其矮小的個子而言身材略胖。即使他較父親長壽，然而結局卻也相似：腓特烈二世晚年也大多是在輪椅上度過，長年坐在他興建的無憂宮（Sanssouci Palace）露台上，寧願與心愛的狗相伴而非人類，不過直到西元一九九一年腓特烈大帝才實現心願與自己的愛犬葬在一起*，而他生前也一樣罹患痛風。

介於十五至十八世紀之間的近代初期，痛風患者的名單就像是一張有錢、有權勢人士的名單，生活富足（常常再加上權力）與高患病機率之間的關係成正比。它在上流社會的普及程度就占了總人口的百分之一，與它在剩餘廣大平民之間的比例有著鮮明的反差，就像上流社會在燈光明亮的鏡廳享用大餐，而下層階級則是擠在昏暗的小屋一樣。貴族和妻妾們享用著春雞和野味，大快朵頤著豬五花和鵝肉，桌上滿壺的葡

*腓特烈二世死後，新任國王威廉二世，並未遵循他的指示，將他葬在無憂宮葡萄園內與他死去的十條愛犬一起，而是將他葬在了不遠處的波茨坦加里森教堂他父親威廉一世的身邊。

萄酒和波特酒，而農人們則只有小米稀飯，如果負擔得起則喝些啤酒，不過在發明冷凍技術之前，那樣的啤酒是否好喝也值得懷疑。市民崛起之後，資產階級移位到人口金字塔的上端，成為無產階級、工人以及農民階級相對的那一端，所以這個疾病的分布架構也持續存在。十八世紀下半葉的英國政治家，蔡斯菲爾德伯爵（Earl of Chesterfield）曾對痛風有個細緻的定義：「痛風是紳士的瘟疫，而風濕病則是馬車夫的瘟疫。」[1]不過我們在此必須補充一點，馬車夫的風濕病主要源於衛生條件不良以及潮濕的生活環境，而且他們在工作期間必須長期暴露在外，而那些坐在馬車內的紳士則免受風吹雨打。

痛風是一種因嘌呤代謝（Purinstoffwechsel，也稱普林代謝）障礙，導致尿酸晶體（Harnsäurekristallen）沉積在關節中的疾病。通常身體首先會受到嚴重影響的部位是腳的大拇趾關節，它會腫脹、發紅且十分疼痛，因此許多畫家和諷刺作家常會將痛風患者描繪成一個腳綁著繃帶放在凳子上或是坐在輪椅上的大胖子，例如：西元一八七二年畫家布希（Wilhelm Busch）的圖畫故事《嫉妒的年輕工匠》（*Der neidische Handwerksbursch*）中，就畫了一個左腳纏著厚繃帶的病人，並加上了一段

（德文）帶押韻的文字：「腳拇指－痛呀！我的腿／今天又找麻煩了。」（Der Dicke aber – autsch! Mein Bein!/Hat wieder heut' das Zipperlein.）

我們稱發生在腳趾上的特定病症為「足痛風」（podagra），也是以往患者習慣使用的字眼。例如近代的首位「戰爭販子」（Kriegsunternehmer），三十年戰爭裡的華倫斯坦將軍，他在戰爭的上半階段迅速竄起，最終功高震主，以至於他的僱主，也就是帝國皇帝以及同為天主教陣營的盟友後來解僱他，甚至還安排人謀殺他。他在整個職業生涯中，都患有嚴重痛風，西元一六二〇年，當帝國似乎快要以快速戰擊垮波希米亞叛軍時，華倫斯坦承認了自己的身體不適，他個人分析的理由是：「一六二〇年七月，我病倒了，我想是喝酒引起的。」[2]對他而言，正是「足痛風」使他行動受到限制，甚至在一些戰場上還必須由侍從抬著移動，而且足痛風還讓他變得易怒。當時他常常連上馬都有問題，這對於一位身處在那個時代的軍事指揮官而言，簡直是莫大的職業缺陷。他在被解僱後可能因為痛風結合梅毒導致身體狀況迅速惡化，感到徹底無助。西元一六三四年二月的一個夜晚，他在埃格爾（Eger）被追殺時，已毫無招架和對抗的能力。

痛風自古以來即是個為人熟知的疾病，埃及的埃伯斯紙草卷上（約西元前一五〇〇年）曾提到此疾病以及如何萃取秋天的番紅花予以治療。生於西元前四六〇年至三七七年，人稱西醫的先驅希波克拉底（Hippokrates）很熟悉這些症狀，也知道痛風與古希臘大量飲用葡萄酒的習慣有著高度的因果關係，現代專業書籍上有對當時的概述：「希波克拉底描述了痛風主要會發生在成年人身上，而且會遍布全身，女性在『月經停止之前』很少會得，太監也不會得。而且他認識到其為一種遺傳性疾病，不運動和暴飲暴食都會是誘因。他當時已經能區分足痛風和另一種也有關節疼痛與發炎症狀的關節炎（Arthritis）之間的差別。」[3]

遺傳、飲食習慣與奢豪生活在古代被認為是痛風的形成因素，哲學家塞內卡（Seneca）強調，這不是男人專屬的疾病，痛風一樣會折磨生活放縱的婦女，所以他寫道：「有那麼多得了足痛風的女人和太監，難怪人們會發現這位最棒的醫生和最熟悉大自然的人錯了。」[4]

好幾任羅馬皇帝應該都有痛風毛病，另外從中世紀到現代，英國亨利八世、其他多位公爵、國王和將軍應該也都有，這其中包括法國的路易十四和查理五世皇帝（這兩人與亨利八世一樣，應該同時患有梅毒）。查理五世的兒子菲利普二世晚年因為痛風而癱瘓在床，並於西元一五九八年，在他的無敵艦隊慘遭英格蘭的伊麗莎白一世重擊的十年後去世。出身中產階級的痛風患者有康德和班傑明．富蘭克林等人，而馬丁．路德原本希望過神父的生活，也因為喜愛美食與美酒而付出代價。

尿酸和痛風之間的關係在十八世紀末才被發現，瑞典化學家卡爾．威廉．舍勒（Carl Wilhelm Scheele）於西元一七七六年在膀胱結石中發現了尿酸，威廉．海德．沃拉斯頓（William Hyde Wollaston）則是於西元一七九七年在痛風結節中發現了尿酸。人們從十九世紀開始越來越了解痛風不僅會影響關節，而且通常也會影響到腎臟，並可能導致腎功能不全。在有生活危機和食物短缺的時候，痛風發生的頻率則會明顯降低，如德國在兩次大戰結束後都僅有少數痛風病例。而今與現代史早期相比，痛風的流行病學已發生了巨大變化，營養不均、飲食不健康以及暴飲暴食，反而是當今社會低下階層的特徵，而富裕以及菁英階層則有能力在時尚的有機超市採買食物，在能提供質量精緻菜餚、而非只注重份量的餐館用餐。

勞倫斯與喬治華盛頓

兄弟的最後一場旅行

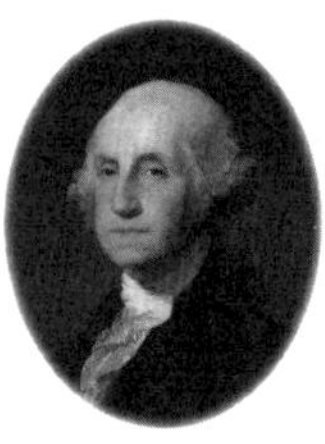

西元一七五一年十一月的巴貝多斯島（Barbados），當時大概無人可以想像這個加勒比海上的小島有一天會飯店林立，吸引世界各地的遊客前來白色沙灘上放鬆享受。橋港鎮（Bridgeport）上和其他更小的小鎮裡，有一些小旅館提供外來船工住宿，船工主要的工作是將島上的農產品，尤其是甘蔗搬運上船，運輸至其他國家。然而，他們也經常要卸下另一種完全不同的貨物——那就是來自非洲的奴隸。前來此地旅行的上流社會人士無論如何都不會去投宿旅館，而是借宿在當地上層階級人士的私人宅邸。本篇的兩位主角上岸後也是立即前往當時英國殖民政府駐地城堡指揮官克羅夫坦船長（Captain Croftan）的官邸，他們在那裡落腳並被介紹給當地的上流社會人士。

他們兩人身材高大，衣著時髦，顯然也屬於英國社會的上層階級——一個在當時並非全由貴族而是商人和企業家組成的階層。兩人已經在海上顛簸了三十七天，不過不是從祖國英格蘭啟程，而是同樣來自位於西半球的英屬維吉尼亞殖民地。海上旅程著實令人難受，比較年輕的那一位於當年年底返家後，終生未再航行海上。歷史畫家伊曼紐爾．洛伊茲（Emanuel Leutze）曾將他在一個聖誕節的早晨橫渡德拉瓦河（Delaware）的壯舉畫下，為一幅宏偉的巨作[1]。他十九歲，強壯的身材充滿著活力，然而他的同伴卻完全相反。勞倫斯時值三十三歲，臉色蒼白，咳嗽不止，僅能勉強參加由東道主以及巴貝多斯島上其他菁英階層舉辦的晚會。他患有肺部疾病，很可能是肺結核。他們兩人來到這座島上，希望加勒比海的溫暖氣候能舒緩哥哥的病情，甚至得以康復。巴貝多斯島上一位名為威廉．希拉里（William Hillary）的醫生為他做了檢查並認為病情樂觀，極有康復的可能。弟弟聽到了尤感欣慰，因為世上無人比這位長他十四歲的同父異母兄弟更親近了，勞倫斯宛如他的父親、良師以及益友，是即將邁入成年的喬治．華盛頓形塑世界觀的核心。

疾病不僅是影響歷史的一個因素，它還可以將有權勢者和統治者從既有舞台上汰除。它們一再讓部分人士提早離世，為他人清出一條邁向權力的道路。英國女王維多利亞，她的名字是一整個世紀的象徵，而她就是如此登上王位的，她原本的繼承順位排在十來個人之後，但是他們都因為意外死亡、沒有子嗣或是身分為非婚生子女而被淘汰。我們之前也曾提到，在那之前的三百年，因為年輕的威爾士王儲早逝，所以下一個順位者（亨利八世和瑪麗．都鐸）才能登基統治英國。有時我們會獲悉某人生病或是早逝，是因為他與我們知道的某位重要歷史人物有關連，勞倫斯．華盛頓就是這樣的一個人，他不僅教導自己深愛的同父異母弟弟喬治許多經濟與政治知識，而且還教他如何自處於上流社會，以當今社會來說，就是建立人脈關係。更重要的是，勞倫斯的病以及猝死為華盛頓提供了軍事、社會以及政治發展的可能。

這對同父異母的兄弟來自維吉尼亞州一個經營植物苗圃的家庭，他們生活富足，但並非真的富有，還不算是這個位於北美洲最古老的英國殖民地的菁英階層。勞倫斯是奧古斯丁．華盛頓（Augustine Washington）在第一次婚姻生的兒子，他曾在英格蘭的一所寄宿學校接受紮實的教育，母親則在他離鄉背景求學期間去世，而父親也再婚了。奧古斯丁的第二任妻子瑪麗於西元一七三二年二月生下了兩人的第一個兒子——喬治・華盛頓，由於喬治與母親之間相處時有摩擦，因此勞倫斯對他的影響更大。勞倫斯最初從軍，並於西元一七四〇年代初期，在祖國英格蘭與西班牙戰役中擔任一步兵團的上尉。這場史上稱作詹金斯的耳朵之戰（War of Jenkin's Ear）的爆發原因，除了殖民競爭之外，還有西班牙海岸警衛隊的指揮官污辱了英國船長羅伯特・詹金斯（Rober Jenkins），並且砍掉他的左耳一事。據說，西班牙人當時還聲稱，如果他們在西班牙海域見到英國國王，也會對他做出同樣的事情。勞倫斯在加勒比海地區以及今日哥倫比亞境內的戰爭中，見識到了熱帶疾病的殺傷力，當時英軍死於黃熱病以及其他流行疾病的人比死於西班牙砲火下的還要多。勞倫斯尤其崇拜英國海軍司令愛德華・維農（Edward Vernon）上將，所以他後來也將自己在維吉尼亞的莊園稱為維農山莊（Mount Vernon），更於之後成為今日所有美國總統故居中最常被探訪之處，同時也是以此兄弟姓氏為名的首都附近主要景點之一。

決定華盛頓兄弟崛起的關鍵因素不在於勞倫斯的軍事英勇，而是他的運氣，或者是說他選擇妻子的能力。勞倫斯得到了安・費爾法克斯（Ann Fairfax）的美人心以及她帶來的嫁妝，以當時維吉尼亞殖民地的標準來看，她的家庭富可敵國而且十分受當地人敬重，年輕的喬治也隨著哥哥的腳步走入維吉尼亞州最重要的社交圈子。他的傳記作家羅恩・切爾諾（Ron Chernow）寫道：「費爾法克斯家族的交際圈為年輕的華盛頓開啟了一個令人難以置信的輝煌世界，相較之下，他完全像個鄉下來的男孩。如果他沒有與這個重要家族的利益魚水交融，那麼也不會有後來驚人的生涯發展。」[2]

喬治・華盛頓選擇了土地測量師的工作，政府因為不斷向西擴展殖民地，所以對這類的人才持續有需求。亞歷山大市（Alexandria）位於首都華盛頓波托馬克（Potomac）的河畔，老城的棋盤狀街道出自於當時年僅十七歲的測量員的檢測結果。然而，勞倫斯的健康情況卻為他的青春期覆上一層陰影，喬治・華盛頓在西元一七四九年五月的一封信上表達了對兄長的關切：「親愛的哥哥，我希望自上次一別後，你咳嗽的狀況已有改善，我也希望你放棄離開維吉尼亞的念頭。」[3]他期望的第一件事並未如願，也間接導致第二件事的發生。勞倫斯與安的婚姻使他有足夠的財富，長途跋涉前往英國，尋求當地醫生的協助。

然而祖國的醫學專業人士也無法幫助勞倫斯，當他再度回到維吉尼亞後，因為聽說水療能改善病情，所以喬治陪同他一起前往剛被人開發的伯克利溫泉（Berkeley

Springs），可惜毫無效果，所以兄弟倆決定前往巴貝多斯島。這次旅行對喬治來說，有一重要收穫——他得以密切觀察當地殖民指揮官的統治方式。這位年輕人在日記中指出，這位國王在殖民地的代表避免了和前任犯一樣的錯誤，也對周圍的人不太信任。這是喬治學到的一課，他在後來成為將軍和總統時，也總是與部屬和人民保持一定距離。在巴貝多斯，他認為自己了解了該如何與被統治者正確打交道。

熱帶空氣不幸對勞倫斯的健康沒有些微改善，反而使病情加劇。抵達巴貝多斯兩週後，弟弟感染了十八世紀的大流行病——天花，他因發燒與典型的膿皰臥病不起，但將近三個星期後，他突然就康復了。這場病使他終生享有免疫力，當他的軍隊在美國獨立戰爭期間受天花肆虐時，他得以免除困擾。

停留在巴貝多斯的期間，無疑是兩兄弟親密關係的最高點，他們互相分享彼此的憂慮與希望，只是這場旅行並沒有為哥哥帶來任何治療效果。勞倫斯．華盛頓在西元一七五二年七月二十六日返家後不久就去世了，他將自己的維農山莊遺留給遺孀與女兒莎拉（Sarah），但是兩人不久後也逝世。維農山莊落入喬治的手中，也為他奠定了日後富裕以及社經地位的基石，而另一塊重要基石則是與富孀瑪莎．庫斯蒂斯

（Martha Custis）的婚姻。華盛頓在西元一七五四年至一七六三年對法國的戰爭中一戰成名，也成了維吉尼亞最受尊敬的人之一。如果勞倫斯未亡，那麼可能是他站上那個社會的金字塔頂端。當十三個殖民地於西元一七七五年對英國祖國起義革命，並於一年後宣布獨立時，他們將自己的軍隊以及從此將會變為革命分子的命運（因為在大陸會議決議要脫離祖國），都託付給了這位維吉尼亞民兵上校。當這個新國家成立時，由誰來領導是毫無疑問的，喬治・華盛頓在連任兩屆總統後，決定於西元一七九六年不再續任，也為後來的繼任者立下了基準（除了富蘭克林・羅斯福外）。無論他的身分是名植物園主人、將軍還是總統，華盛頓對哥哥以及他遺留下的維農山莊都有著無限嚮往。而他從巴貝多斯歸返後，就再也未離開過美國領土。

死在霍亂蔓延間

全球大流行

在像倫敦這樣擁有眾多古蹟的大都會裡，蘇活區（Soho）的一個小紀念處是不太會引人注目的——一個泵浦的複製品。曾經有上百個這樣的東西坐落在大英帝國的首都，當時的人們從那裡獲得飲用水，不過這個紀念泵浦並不完整，它缺了手柄。這裡曾是人類首次戰勝十九世紀大流行病霍亂的地點，也代表了關於疾病發展與傳播知識的流行病學（Epidemiologie）就此誕生。

對當時的歐洲人而言，霍亂是一種現代疾病，它在人類生活條件正值急劇轉變的時刻席捲而來。拿破崙戰爭結束後是浪漫主義後期和畢德麥雅（Biedermeier）*興盛

*指德意志邦聯諸國在一八一五年至一八四八年的時期。

的時期，曾經在卡斯珀・弗德里希（Caspar David Friedrich）畫作中常見的宏偉又帶有一點威脅的大自然景象，已在許多地方不復見，畢竟西元一八一五年後，歐洲大陸許多地區的面貌因為以大不列顛為模範，而被工業化進程快速改變。自十八世紀中葉以來，蒸汽動力就一直被用作島上的新能源，各地礦區以及採礦業蓬勃發展，工廠四處興建，也創造了一種全新、無需馬和人以及風力的行動方式。西元一八二五年九月，人們在工業城斯托克頓（Stockton）和達靈頓（Darlington）港之間開通了第一條由軌道鋪成的鐵路，上面行駛的是由喬治・史蒂芬森（George Stephenson）設計並名為「機車」（Locomotion）的貨運火車，不久之後也開始有載客的蒸汽火車出現，一個移動的新時代就此開始。

這些發展在歐陸起頭較晚，發展速度也不一致。喜歡當代藝術的人或許會在腦海裡（或在電腦螢幕上）並排放置兩幅具有代表性的畫作，一幅是卡斯帕・弗里德里希於一八三五年左右創作的《漫步在夕陽西下》（*Spaziergang in der Abenddämmerung*），畫中即將降臨的夜幕散發出一種空靈的靜謐，像是觸手可及的平和；另一幅是菲利浦・雅各布・盧特堡（Philip Jakob Loutherbourg）於一八〇一年創作的《柯布魯克戴爾的夜晚》（*Coalbrookdale at night*），畫中焦炭燃燒的高爐是工業革命的標誌，被點燃的夜空宛如通往地獄的大門。類似的工業景觀也逐漸出現在德國與奧地利（當時還是德意志邦聯的一部分，直到一八六六年的戰爭才脫離），尤其是在上西里西亞區（Oberschlesien）和魯爾區（Ruhrgebiet）。一些過去不那麼重要的城市，例如薩克森王國的肯尼茨（Chemnitz）成為了工業中心，人們為了效仿英國的重工業，又將它稱為「薩克森的曼徹斯特」（sächsische Manchester）。德國第一條重要鐵路建於薩克森的德勒斯登（Dresden）和萊比錫（Leipzig）之間並非偶然，這條鐵路於一八三九年開放給一般乘客搭乘，僅比著名卻只有短短六公里的紐倫堡－菲爾特（Nuremberg-Fürth）路線晚了四年。

工業化使得人口統計有了巨大變化，人口自十八世紀中葉左右開始穩定成長，並在十九世紀迅速增長。過去傳統農業提供的勞動機會無法滿足人們對工作的需求，城市則吸引許多年輕求職者前去發展，因此年輕男子去工廠工作，而年輕女子則去資產階級和仍在引領社會基調的貴族家庭幫傭。許多地區的住房發展無法跟上城市發展的腳步，越來越多人生活在狹窄密閉的空間內，不只缺水還無法妥善處理人畜排泄物。

個人價值也隨著工業化的加速有了改變。中產階級的家庭生活在畢德麥雅或是三月革命（西元一八四八年）前的時代達到鼎盛也獲得了新義。當時在維也納教書的歷史學家海因里希．盧茨（Heinrich Lutz）如此描述了這個變化：「生活方式在工業化前後的對比在於，家庭本身在工業化之前仍然屬於一個生活與生產群體，但是『現代家庭』則有了如隱私、情感（包括擇偶自由）和角色分配等新特徵，儘管這類情形發展會因地區以及社會有異，但還是主宰了整個時代。」[1]另一位學者，湯馬士．尼珀德（Thomas Nipperdey）也附議：「家庭之所以受到尊重，只是因為它是私人存在的堡壘。家庭生活以及工作成為他們生命意義的一部分。」[2]講究舒適與感性是日漸增多的中產階級的生活特徵，他們持續在傳統上由菁英、貴族以及從西元一八五〇年左右開始急遽增長的無產階級所組成的社會金字塔裡爭取地位。當時的畫作展現田園詩般的意象，強調私人生活，無論是穿著考究的夫妻呵護著孩子，燭光下舉辦的家庭音樂會，還是在沙龍、咖啡館、酒吧裡閱讀報紙或是手持一本歌德作品，它們同時反應了社會大眾對梅特涅（Metternich）以及《卡爾斯巴德決議》（*Karlsbader Beschlüsse*）*壓制下所形成的政治冷漠氛圍。這些繪於三月革命前的作品喚起人們所謂的「美好舊時光」，情侶們攜手漫步在街道上（這對當時再早一、兩代的人來說是難以想像的事），穿著時髦外衣的紳士，穿著純白或是充滿春色洋裝的女士，身繫束腰頂著帽子，帽上還有著當時流行的裝飾，手持陽傘，四周圍繞著快樂的孩子還有一條開心跳著的狗。這些田園詩般的畫作意象，無論在當時或是現在，沒有什麼是永恆的，也沒有什麼是天經地義的，然而它卻又明顯是當時的常規，以至於體現在各個當時的藝術品以及印刷品上，成為十九世紀上半葉的真實縮影。

在這個時代，中產階級田園詩般的生活又與迅速且令人恐懼的變化時期結合在一起，人群中突然爆發了一種流行病。它在病人身上出現的徵狀與少數幾種感染一樣，引發當時人們的恐懼和厭惡。霍亂雖然一再出現在亞洲地區，尤其常發生在印度半島上，但它是否在十九世紀之前就曾進入歐洲，實屬未知。原發性腸道感染的流行病自上古以來，或許甚至自有人類以來就已經存在，會傳染導致腹瀉的病原體則可能是沙門氏菌（Salmonellen）、志賀氏菌（Shigellen）、變形蟲（Amöben）以及蠕蟲

---

*此決議為一八一九年八月三十一日德意志邦聯議會通過的反民族主義、反自由主義的四項法律。

（Würmer）。在今日中歐地區，通常是由諾羅病毒（Noroviren）和輪狀病毒（Rotaviren）等病毒引發。霍亂的症狀通常相對嚴重許多，而且從它於一八三〇年左右出現在歐洲時，醫學人士即相信自己正在對付一種全新的流行病。患者常會突然感到噁心且有腹瀉狀況，並會排泄大量液體，以至於很快就嚴重脫水，臉頰下陷，皮膚呈藍色或甚至變黑。霍亂弧菌（Vibrio cholerae）病原體對胃的酸性環境十分敏感，但是它一旦通過並到達腸道，就可以幾乎不受任何障礙迅速繁殖，同時釋放出會引發症狀的腸毒素（Enterotoxin）。

在那個身體功能還處於禁忌話題的時代，幾乎沒有其他疾病比霍亂帶來的主要症狀更可怕且令人感到恥辱，有時候醫生會直白地形容霍亂症狀就是「宣洩式的腹瀉」。大量液體不受患者控制，可能在乘坐馬車時或是週日去教堂的路上隨時排出。霍亂產生的病症令人厭惡和羞恥的程度，可能遠遠超出之前人們遭遇大流行病時會有的各種負面情緒。

流行病學家統計十九世紀和二十世紀共發生過七次霍亂大流行。相較疫情流行（Epidemie），全球大流行（Pandemie）顧名思義影響的地域更為廣泛，可能是一整個或是好幾個大陸，而且通常是傳染疾病。全球霍亂大流行首先於西元一八一七年爆發於印度半島，引發霍亂的原因可能是當時位於印尼的坦博拉山（Mount Tambora）於一八一五年四月發生了強烈的火山爆發[3]，造成全球氣候異常，導致人民營養狀況惡劣。那場大流行持續發生到一八二四年，襲捲了亞洲大部分地區，甚至延伸到地中海東部地區。醫護人員從醫學專刊認識了種種可怕的症狀，而有教育程度的老百姓則從報紙讀到當地的悲慘狀況，然而對許多人而言，印度和中國似乎是在遙遠的天際。

我們可以理解當時人們為何會有這種想法，因為大眾運輸方式行駛緩慢，再加上霍亂的潛伏期很短，所以某種程度上會被受阻傳染至歐洲。霍亂的潛伏期，即從感染到症狀首次發作的時間，介於數小時到三天之間，就西元一八二〇年的旅行條件而言，這意味著如果有一位英國殖民地官員從印度的加爾各答（Kalkutta）登上開往利物浦（Liverpool）或樸次茅斯（Portsmouth）的船，並且在登船前的最後一餐吃了被污染的貝殼，他會在船上視線還能觸及半島陸地時發病，船員們會做出防範措施，也會呼叫停泊港口當局準備因應，而這位殖民地官員則可能因為長達兩個月的船期，早已經和肚子裡上百萬的弧菌一起下葬海裡。鼠疫與霍亂不一樣，它是由跳蚤攜帶的病原體，能在十四世紀時經由商人的皮毛或貨物靜悄悄地傳入，然而整個情況隨著科技的進步很快就改變了。

歐洲雖然得以倖免幾年的時間，然而就像歷史上發生過多次士兵將死神背在行李中的狀況，這次他們甚至將死亡裝在內臟中四處征戰。印度恒河三角洲再次爆發霍亂，這次擴散到波斯、阿富汗，最後甚至到了遠在天邊的俄國。西元一八三〇年九月，莫斯科成為第一個遭受霍亂侵襲的歐洲大城，許多居民倉皇逃離，社會動盪不安。莫斯科城裡的貧民區就像之後在其他大城市一樣迅速擴大，坊間開始謠傳霍亂是統治者與富人的發明，好藉病毒擺脫急速爆長的貧困人口。這類陰謀論總是伴隨著重大流行疫情，例如一九八〇年代愛滋病出現時，也謠傳這些病毒是從美國中情局的實驗室逸出的，或說那是保守派宗教人士準備消滅同性戀團體的武器。當時俄羅斯當局的不人道措施也助長了這種懷疑，因為當霍亂於一八三一年六月在首都聖彼得堡爆發時，政府即強押患者去醫院[4]。

政治動盪最終為霍亂開啟了邁入中西歐的大門。西元一八三〇年十一月，波蘭起義反對沙皇統治。原來被俄羅斯、奧地利和普魯士這三個鄰國於十八世紀末瓜分的波蘭，在西元一八一五年的維也納會議上，將包含首都華沙的主要領土劃為俄羅斯所有。波蘭這個國家是一個很好的例子，證明如果一個相對自由的國家，其菁英領導人不願投資國防的下場為何？西元一八三〇年十一月的起義逐漸演變成直到西元一九一八年才成功的獨立戰爭。對波蘭而言，當時的起義是失敗的，一幅繪於一八三一年的法國漫畫，它的標題「野蠻行為和霍亂來到歐洲了」（La barbarie et le choléra morbus entrant en Europe）[5]完全切中要點：沙皇政權的野蠻踐踏了勇敢的波蘭人，死神降臨歐洲。

俄羅斯與波蘭的西部鄰國普魯士已在邊境地區採取防範措施，而且只開放十二個邊界管制站。來自霍亂地區的旅客必須被隔離十至二十天的時間，且他們的行李會用蒸氣消毒，並在其中添加芳香劑。他們煙燻所有來往信件，只有蓋上「已消毒」字樣的才會被繼續投遞。

然而這種種措施都無濟於事。柯尼斯堡（Königsberg）和但澤市（Danzig）是德語區裡首先爆發疫情的城市，當地民眾同時將不滿情緒指向當局，認為政府對疫情毫無招架能力，結果當地政府卻施予無理鎮壓，進而激怒了人民：「就像在聖彼得堡的情況，人民最終因為不成比例的警察鎮壓引發暴動。七月二十八日時因為警察驅散柯尼斯堡（Königsberg）城堡前聚集的群眾，結果變成警民肉搏衝突。最後民眾衝進警察局破壞，所持的理由是『裡面有霍亂，必須消滅它』，聽起來像是反諷行政單位的消毒說明。最後警察局全部的登記資料都被扔到廣場上並被摧毀。」[6]

隨著疫情的蔓延，人們很快意識到自己正面對一種全新的威脅。相關題材的出版品暴增，在西元一八三〇年舉行的萊比錫書展上至少有超過一百六十本霍亂著作。市面上還出版了一份霍亂專報，提供讀者如何與受感染的家庭成員或鄰居打交道等指示，例如：「舉凡與病人有互動者都應當注意，絕不要在空腹時探訪患者，過程不要吞口水，嘴內要咀嚼西洋當歸（Angelikawurzel）、小荳蔻或杜松子，事後要用稀釋的醋或是氯石灰溶液洗手。建議探訪者吸菸。」[7]西元一八三一年的深秋，霍亂在柏林爆發，二十四萬左右的居民中有兩千兩百五十人感染了霍亂，死亡人數為一千四百一十七人。疫情在其他大城市造成的死亡人數也差不多，大約是百分之零點五至百分之一的人口。漢堡當時約有十三萬居民，其中有一千六百人患病，而在維也納的三十三萬人口中則有兩千兩百人死亡[8]。

在這場首次襲捲歐洲的霍亂流行中，無論窮人或是富人都難以倖免，然而當西元一八九二年霍亂再次重返漢堡時，則主要摧殘了無產階級的貧民窟。當時有幾位名人也是受害者，其中包括黑格爾。他任教於座落在柏林菩提大道（Unter den Linden）上的洪堡大學，該校是由當時另一位學者威廉・洪堡（Wilhelm von Humboldt）於一八一八年創建的。斯特恩堡（Wilhelm von Sternburg）如此形容黑格爾的性格：「一個有社經地位的中產階級家庭裡的一家之主，一位越來越受推崇與爭議的哲學家，一位讓歌德或是讓・保羅還有既浪漫又保守的普魯士王儲（後來的威廉四世）珍惜的交流對象，黑格爾儼然成為一個精神機構（geistige Instituion）。」[9]

黑格爾死後三週，他的遺孀寫了一封信給朋友，講述了這位哲學家最後幾日的情況以及他對這個疫疾的恐懼：「霍亂使我的黑格爾感到焦慮以及恐懼，他經常說：『我的腸胃不好，不適合再得霍亂。』我得先準備霍亂的藥，還要找好萬一發生時可以看診的醫生，不過他對我們居住的地方感到開心得意，戶外有健康乾淨的空氣，而且希望目前的情況可以持續下去。然而十月底時因為大學開學了，所以我們必須進城，這個時節很糟糕，公寓蓋得不堅固，也無法長時間在外頭逗留。隨著空氣的變化，黑格爾抱怨說，這就像一條魚從泉水轉移到洗滌水一樣。同時他每晚看到霍亂疫情有好轉時都感到開心，所有的擔憂也都拋到腦後。十一月十日和十一日時他開始授課，他清新生動的講課方式讓學生都內心激動。星期六時他還在學校舉行考試，順道去探訪了幾位朋友，晚上回來之後到隔天週日用早餐時，他的心情都還是很愉悅，直到十一點時，他抱怨感到胃痛和噁心。我馬上幫他準備了茶和小暖爐，醫生也在下午兩點鐘過來探視。胃痛持續了整日，『不是真的很痛但也不舒服』。芥末麵團和歐洲醫蛭（Blutegel）都毫無幫助。到了第二天早上他不痛了，只是感覺全身虛脫。醫生安撫我說他的脈搏一分鐘還有九十幾下。然而他再度來看診時情況完全改變，脈搏變得十分短淺。他可愛的臉上像是有層冰，但是神智清醒，完全無憂無慮，十分平靜，一種甜蜜的倦怠。又過了一刻鐘，他說無法吸到氣，要求側躺。他親愛的臉上充滿難以形容的祥和。靜靜沉入最柔軟、最幸福的睡眠，像是睡著的聖徒。」[10]

黑格爾家庭算是富裕，足以遠離遭霍亂等這類疫情侵襲的都會大城。瑪麗・黑格爾（Marie Hegel）提到的「地方」，是位於當時還算郊區的十字堡（Kreuzberg）區裡的一間避暑別墅，黑格爾稱那裡為小行宮。黑格爾基於對教學的責任感，必須放棄相較城裡較衛生的生活條件，而「大學開學」的時間則是接近今日學校上學期開學時間，這對夫婦在城裡的公寓則位於今天博物館島對面的庫普弗格拉本（Kupfergraben）。然而瑪麗．黑格爾的記述令人吃驚（當時她剛在守喪，信是寫於黑格爾死後三週），倒不是她直接用黑格爾這個姓氏稱呼自己的丈夫（當時受過教育的中上層階級都習慣如此），而是富人家庭明顯意識到居住在大城市裡的威脅，而且即便像黑格爾一家人，和其他百分之九十九的霍亂患者相比，還有醫生可以隨時招喚，卻一樣沒什麼用處。同樣值得注意的是，瑪麗．黑格爾還透露了丈夫罹患的胃病舊疾，這讓一些幫黑格爾立傳者據此解釋成：霍亂疫情時他人雖在柏林但並非死於霍亂。然而霍亂的確是這名哲學家的官方死亡原因，只是根據瑪麗以及當時人們的想像世界，這樣一個舉世聞名，甚至是位聖人（用瑪麗的話）的哲學家，是不可能會遭遇如此悽慘的死亡方式，哲學家的殞落一定是高尚趨近完美，而且絕對是尊嚴的。因此，我們無法排除瑪麗．黑格爾對其夫婿臨終前的描述，是否因出於恥辱而省掉了嚴重腹瀉這個霍亂的主要症狀[11]。

霍亂的受害者還包括兩位普魯士名將（軍人在當時居有崇高的社會地位），一位是軍事改革家奧古斯特・奈哈特・馮・格奈森瑙（August Neidhard von Gneisenau），他在年輕時曾參加美國獨立戰爭，國王威廉三世任命他擔任普魯士與波蘭邊境的軍事指揮官。當時王室想協助俄羅斯軍隊鎮壓波蘭起義，不過俄國最後是在沒有普魯士援助的情況下解決起義。格奈森瑙是位偉大的戰略家，但對醫學一無所知。西元一八三一年五月一日，他寫信給女婿威廉・馮・沙恩霍斯特（Wilhelm von Scharnhorst），沙恩霍斯特也是他兒子的常年戰友：「我個人不認為霍亂傳染力真的那麼強，有那麼危險。」八月九日時他寫給妻子：「假使可以選擇死亡方式，除了死在戰場外，我會選擇輕微的中風還有霍亂。當人到了七十一歲，精神和體力都相對減弱時，也不再期待任何美好的事物時……可以像我一樣，在疫情中從容冷靜地面對自我，並只關注其他被置於風險下的人。」[12]他的願望成真，兩週後他過世了，不過不是死在戰場，而是死於霍亂。他的參謀長，一位著名的軍事理論家卡爾・馮・克勞塞維茨（Carl von Clausewitz），也於一八三一年十一月十六日步上他的後塵。

其他國家在十九世紀的幾次霍亂大流行裡，包含從一八三九年至一八五六年的第三波以及一八六三年至一八七五年的第四波都有些名人罹患。其中擁有最高政治地位的莫過於美國總統詹姆斯．諾克斯．波爾克（James Knox Polk），他曾以黑馬姿態贏得了一八四五年的總統大選。在許多方面，他都是一位與眾不同的政治家，甚至在擔任總統前，即已宣告不會競選連任，而且他還信守所有重要的選舉承諾，包括將已經獨立幾年的德州併入美國，同時採取軟硬兼施的方式劃定與北方英屬加拿大的邊界，且德州還有與墨西哥短戰後納入美國的亞利桑那州、新墨西哥州、猶他州、內華達州、科羅拉多州的部分地區以及加州，都是在這位今日已被大部分人遺忘的總統任期內達成的。當他於一八四九年三月結束任期時，他到美國南部進行道別之旅，同年六月，他在家鄉田納西州的首府納什維爾死於霍亂。不幸的是，他很快被埋葬在萬人坑中，因為霍亂死者的屍體無需舉行任何儀式，必須盡快掩埋，對於一位擁有權力與威望的美國總統，實在令人難以相信他會被如此處置。波爾克的屍首後來被掘出並掩埋在自己的莊園中，一八九三年時又被轉移到納什維爾議會大廈前的墓地，不過這兩年人們考慮要將他的墓地遷移至哥倫比亞市，這位因霍亂而去世的美國總統似乎還難以好好安息[13]。

另一位可能因霍亂過世的名人是偉大的作曲家柴可夫斯基，官方文件顯示霍亂是他的死亡原因，推斷他是在一八九三年十月時於聖彼得堡的一家餐廳裡，喝了污染且未煮開的水而導致染疾，也有傳聞他是蓄意飲用含砷的水自殺。

當霍亂於一八三一／三二年從普魯士傳開時，距離發生兩起重大死亡事件還有好一段時間，畢竟當時一些如薩克森的邦國都嚴格控管入境以及訂定物品進口法規（雖然這也造成了毀滅性的經濟影響），以設法完全杜絕疫情。許多城市因此豎立了小型紀念碑，以感謝命運之神的眷顧以及政府當局的作為，例如今日人們可以在德勒斯登有易北河畔佛羅倫斯（Elbflorenz）美稱的塔森伯格宮（Taschenberg）附近欣賞到由森佩爾（Gottfried Semper）設計的霍亂噴泉，而他更有名的設計建築——歌劇院，則就在幾步之遙。

霍亂在過了大約半世紀後也傳染到今日德國南部——當時正處於文化鼎盛時期的巴伐利亞王國。歷史學家曼弗雷德．沃索德（Manfred Vasold）曾在他多本流行疾病史著作中解釋，十九世紀的偉大發明造就了人們從未想像過的機動性，卻也同時傳播了霍亂。「紐倫堡因為沒有船隻可以抵達，所以至今為止都能倖免於難，然而自從一八五二年慕尼黑與紐倫堡有了直通且相對較快的鐵路連接，來往只需要大約七小時，霍亂疫情也因此到了這個有畫家杜勒的老城市。這其中的緣由顯而易見，只要馬車所需車程和霍亂的潛伏期一樣長（一般是兩天），那麼疫疾就很難從慕尼黑傳播到紐倫堡，因為只要有人在慕尼黑感染，然後搭馬車前往紐倫堡，就一定會在途中病倒。然而火車的發明改變了一切，那些在慕尼黑感染並於第二天登上火車的人們還是可以健康抵達紐倫堡，然後再慢慢傳染給別人。」[14]從西元一八三一年霍亂首次出現的半個世紀以來，德國約有一百萬人感染而死。

在法國，霍亂首次出現時約有一萬八千人因此喪生。對這疫疾最令人發噱的紀錄算是出自杜塞道夫的海涅（Heinrich Heine），當時他住在巴黎，並於西元一八三二年四月十九日為奧格斯堡（Augsbugr）發行的《全日報》（*Allgemeine Zeitung*）撰寫了一份長篇報告，文中他嘲笑巴黎市民以及貴族使用了完全無效的防護措施，穿上所謂可以保護身體的內衣。「當廣大人民看著富人帶著醫生和藥師逃往健康的地區時，只能怨懟，窮人不情願看到金錢成為一種預防死亡的手段。大多數官員以及有錢人早已逃離巴黎住到郊外城堡裡，然而，富人的代表人物，羅斯柴爾德（Rothschild）家族卻安然留在巴黎，證明自己不僅擅長財務而且作風大膽。霍亂爆發後，卡西米爾・佩里埃（Casimir Périer）還去了主宮醫院（Hôtel-Dieu）探望病人以展現個人膽識與勇氣，然而連他的對手都對他可能會讓自己感染霍亂的衝動行為感到難過。但是他不會被霍亂擊倒，因為他本身就是個更糟的病（與海涅的預告相反，這位法國首相在他寫完這篇文章四週後死於霍亂）。連陪同佩里埃去醫院探訪的年輕皇儲奧爾良公爵也得到最佳好評，整個皇室家族在這個悲慘時刻表現地可圈可點。霍亂爆發後，好心的女王集結了朋友與僕人，並分送大多是她自己做的法蘭絨束帶。傳統騎士的習俗尚未消失，只是滲透到了中產階級裡：高貴的淑女為他們的戰士披上的是少些詩意卻更健康的束帶。我們不再生活在充滿戰爭、頭頂鋼盔、身穿盔甲的時代，而是平和中產階級的時代，還有著溫暖的束帶和內衣褲。法蘭絨確實是抵禦當今最惡劣的敵人霍亂的最佳武器。費加洛會說：『現在連維納斯都會繫上一條法蘭絨腰帶』。我本人則是從頭到腳都包著法蘭絨，讓霍亂無法侵襲。連國王現在也繫著最好的公民法蘭絨（Bürgerflanell）束帶。」[15]

疫情第一次出現時，便橫跨了北海和英吉利海峽，來到維多利亞女王統治的大不列顛國，它是十九世紀的主要工業國家和世界強國。西元一八三一年秋季，霍亂在港都桑德蘭（Sunderland）爆發，並於隔年二月傳到這個全球帝國的心臟——倫敦，由於霍亂肆虐的時節正值寒冬，因此傳染情況不像其他地方一樣猛烈。人們早已開始懷疑不斷擴張的都會以及貧民窟使用的飲用水加速了疾病和流行疫情傳播，威廉・希思（William Heath）所繪的連環漫畫「怪物湯通常稱為泰晤士水」，也許是對那個還未有衛生概念時代最貼切的描述。漫畫描繪了一位女士從顯微鏡裡觀察泰晤士河水，看到有許多噁心的生物在游動，她嚇壞了，結果打翻了手上的茶杯。早在西元一八二八年，霍亂尚未發生時，官方的報告就如此形容倫敦的飲用水：「一種有腐爛動植物殘渣分解於水中的液體，不僅有礙觀瞻，還會引人作嘔而且有損健康。」[16]

後來英格蘭出現了一個劃時代的偉大醫生，他發現了霍亂的傳播方式，並進行了一次經典的調查，且被公認為醫學與公衛的重要時刻。這位創新者的名字叫約翰・斯諾（John Snow）。

斯諾於西元一八一三年三月十五日出生在英格蘭北部的約克，他在一八五四年霍亂流行前已在醫學史上占有一席之地，因為他從一八四七年即開始專注研究如何實施無痛手術，還用氯仿（Coloroform）做了許多實驗（包括自我實驗）。當維多利亞女王於一八五三年三月生下第八個孩子時，她要求斯諾用氯仿來免痛或至少緩解疼痛，這對將麻醉技術用於生產過程還很新穎的時代而言是一大突破，同時也意味社會已克服了教會的抗議，因為根據聖經經文，婦女必須在苦痛中分娩。

斯諾對乙醚、氯仿和其他揮發性物質的實驗經驗，使他相信引發疫疾的不是惡臭難聞的氣味，同時他也開始思考飲用水在霍亂中所起的作用。當霍亂於西元一八五四年第三次襲擊這個島國時，斯諾開始著手他的盛大實驗，為一項經典的流行病學研究。當時倫敦的飲用水主要由兩家公司提供，分別是朗貝斯水利公司（Lambeth Waterworks Company）和南沃克思水利公司（Southwark and Vauxhall Waterworks Company），其中朗貝斯在一八四八／四九年前一次霍亂疫情發生後，即改變取水方式，不再從倫敦附近的泰晤士河取水，而是從位在農村地區的河段取水。斯諾的研究設計如下：「將三十萬不分性別、社經地位、年齡以及職業的居民分為兩組，一組得到的水是含有倫敦的地下水，所以也會包括霍亂病人的排泄物，而另一組人得到的水基本上都不會有這些雜質。」這份首次關於疾病傳播方式的科學研究結果很明顯，雖然在一八四八／四九年，兩家水利公司提供服務地區的死亡率相同，然而南沃克思當時的客戶死亡率已經超過朗貝斯的八到九倍，因為使用南沃克思飲用水的住戶，每一萬戶中就有三百一十五人死於霍亂，而每一萬戶使用朗貝斯飲用水的家庭，卻只有三十七人。

之後斯諾進行了經典實驗。在距離自己公寓不遠的蘇荷區，霍亂正前所未有地大肆虐行，而且布羅德街（Broad Street）上四十九棟狹窄房屋裡擠了八百六十名住戶，因而加劇疫疾傳播。這條街和方圓兩百五十米以內街道上的居民在短短幾天內死了超過七百人。斯諾一一走進當地住戶家中詢問他們的水源，並畫了一張地圖（流行病學工具疾病地圖誕生的一刻），上面有黑色標記註明每個死亡案例。他在一次災區訪問後所繪製出的圖中間畫了一個後來十分著名的東西，那就是「伯洛德街的水幫浦」（Broad Street Pumpe），居民稱讚從那裡汲取出來的水質良好，於是斯諾將這些要證一一蒐集起來。墨盒廠的老闆埃利（Eley）也因為那裡水質純淨，所以會每週送一瓶水給住在漢普斯特德（Hampstead）郊區的母親蘇珊娜（Susannah）。斯諾得知這位老太太於九月二日死於霍亂，這在當時的漢普斯特德是罕見例外。斯諾算出住在蘇荷區的八十三名死者當中，有六十一人肯定是從那只水幫浦中取水的，而其他沒有這樣做的人中，有些人是在不知情的情況下間接飲用，因為一家當地的咖啡店提供的清涼冰沙飲料，就是用來自伯洛德街的水幫浦汲出的水，再加了味道添加劑後冰鎮製成的。除了埃利的工廠之外，斯諾整理的「疾病卡」上還有兩個引人矚目的大型機構，其中之一的是提供窮人居住的庇護所，基本上那裡應該會是霍亂的理想繁殖地，但在斯諾的卡片上，五百三十五名住戶中只有五名被標記為死亡。他去那裡調查後發現，原來該機構擁有自己的水井才有此結果。而另一個地點在蘇活區的死亡地圖上是空白的，那就是獅子啤酒廠，當中的七十名員工無一身亡。負責人向斯諾解釋說，這些人從不喝水，只喝公司的產品或是酒精濃度更強的麥芽酒。

斯諾後來得知，一名年輕女子莎拉．劉易斯（Sarah Lewis）於八月二十四日將洗了嬰兒尿布的水排進了位於幾米外的幫浦通道中，嬰兒在五天後死亡，隨後也有許多鄰居死亡。九月七日晚上，斯諾說服當地衛生部門，拆除水幫浦的把手並同時關閉水源。這場已讓兩萬名英國人喪生的疫情，現在也在蘇活區消退。約翰．斯諾於一八五八年因中風去世，英國醫學協會在二〇一八年舉行了科學大會，表彰了這位先驅。而在當年的伯洛德街（現稱伯洛德威克〔Broadwick〕街）上，也有一個水幫浦紀念碑和一間收集他大量工作文件的酒吧來懷念斯諾，不過以酒吧為紀念多少帶點諷刺，因為他一輩子滴酒不沾[17]。很快地，許多地方都採納了斯諾的研究成果，並採取了預防措施以避免疫情復發。

在資產階級革命的這段時間，群眾對動蕩的擔憂一直是當權者的重點。歷史學家托馬斯・尼珀德（Thomas Nipperdey）寫道：「對霍亂的恐懼像是條大鞭子，它讓許多城市建立了下水道、水汙染控制、嚴格分離廢水和飲用水等重建工作，提供了決定性的動力。另外人們也不再等到滿二十年才清除化糞池，否則裡頭的內容物將毫無阻礙地滲入地下。」[18]然而如何預防也是那時的當務之急，因為醫生們對微觀病原體一無所知，再者那是在引入抗生素大約一百年前，醫生們嘗試了多種治療方法，不是無濟於事就是毫無助益。治療武器千奇百怪，有各式酊劑、奇蹟滴劑、草藥混和冷熱水、將霍亂患者淹死在乾淨的水中或是在消化道上下端引入大量冷水，還有一個既殘酷又毫無意義的方法：用軟木塞塞在患者的肛門上，以防堵嚴重腹瀉流出[19]。

直到一八八三年人們才在那個時代最偉大的科學家之一的顯微鏡下，發現所對抗的敵人霍亂究竟長什麼模樣。當時埃及爆發霍亂疫情，德國和法國這兩個自一八七〇

／七一年戰爭之後，就持續競爭的兩大對手，都各自派了專家委員會到尼羅河。德國團隊由羅伯特．科赫（Robert Koch）領導，他在前一年因為發現結核病病原體而名聲大噪。由於他們抵達埃及時，當地的疫情基本上已消退，所以科赫和他的工作人員決定移往霍亂的經典故鄉——印度。他在印度觀察到，在這種疾病十分猖獗的地區，居民取用飲用水的地方，也是居民幫病人洗衣服以及社區丟棄排泄物的地方，這也證實了人們懷疑霍亂是通過水來傳播的。當科赫解剖一位死於霍亂病人的遺體時，他發現了一種細菌，因為形狀略微彎曲，所以科赫將它稱為「逗號桿菌」（Komma-Bazillus），也就是霍亂弧菌（Vibrio cholerae）。科赫與法國人路易斯．巴斯德（Louis Pasteur）一起，通過強大的顯微鏡，成為了細菌學黃金時代的象徵人物。然而即便了解了傳播方式，採納斯諾避免汙染水源的措施再加上科赫對病原體的知識，也還是無法阻止一八八〇年代爆發的第五次霍亂大流行，以及它在一八九〇年代再度襲擊工業國家之一的第二大城市。西元一八九二年八月十五日，時值正夏，漢堡的一名運河工人罹患霍亂，四天後患病的人數增加到三十一人。到年底時，這場疫疾在這個港口城留下了毀滅性的痕跡，而且情況是自一八三一／三二年霍亂在德國首次出現以來最糟糕的一次。當時總罹患人數逼近一萬七千人，光是那一年漢堡居民就有八千六百零五人感染霍亂，佔人口的百分之一點三。市府聯繫了科赫，對於漢堡市民和參議院在前幾年未能就現代淨水系統的成本達成一致意見，他不僅感到驚訝，還對染疫民眾的生活條件感到震驚。他指的是工人區（Gängeviertel）的情況，那裡的貧困人口大多擠在半木結構的房屋中（Fachwerkhaus），房屋間僅隔著狹窄的街道，而且窄到幾乎沒有馬車可通過，居民還經常從被糞便和其他雜物污染的運河汲取飲用水。當科赫看到四處一片髒亂的貧窮情景，聞到空氣中混著尿液和糞便的氣味時，他說出了一句名言，嘲笑漢堡上層社會喜愛自豪吹噓的世界觀：「先生們，我忘記自己身處歐洲啊！」

漢堡爆發霍亂一事在全世界成為頭條新聞，也算是給市府官員一張績效不良的成績單，這也使得他們盡可能地壓住消息（疫情發生時常見的反應），他們認為要盡可能避免商場菁英人士的業務受這都會城市陰暗面的大規模死亡影響。許多國家的記者來到漢堡，描述了對抗霍亂有多麼困難。維也納的記者卡爾．瓦格納（Karl Wagner）報告了自己當救護車義工時的經驗：「因為使用的運輸工具是已經除去墊子的馬車，所以我們必須用毯子裹好病人放在座椅上。難以理解的是，車子底部被鑽了五到七個洞，好讓病人可以把痰直接吐到路上！！！我在擔任義工期間，一共護送過一百三十二名患者，其中有一半的患者在運送過程中死亡。」[20]這是中歐德語系國家中最後一次的霍亂流行。

流行病學家認定二十世紀還發生了第六次和第七次的大流行，每次疫情爆發就會造成許多人死亡，例如一九九一年在秘魯約有一萬兩千人死於霍亂。這種情況尤其發生在飽受戰爭與危機影響的國家，例如葉門，約有七十萬人在二〇一七年感染霍亂，其中兩千人因此死亡。另外那些受獨裁者殘酷掠奪並陷入貧困的國家也很脆弱，例如長期被暴君羅伯特．穆加貝（Robert Mugabe）統治的辛巴威，還有像海地這樣的國家，長期的自然災害都加劇了人民的貧困狀況。

世界衛生組織（WHO）設定了目標，在西元二〇三〇年以前，將感染減低到不會構成大眾健康風險的程度。然而世衛也警告，情況發展也可能完全相反，再者，「氣候變遷、城市化和人口增長可能在未來幾年內提高霍亂爆發的風險」[21]。

我們很難相信二十一世紀的人類將在可預見的未來，能控制住這三個問題。

伍德羅．威爾遜

不信任的種子

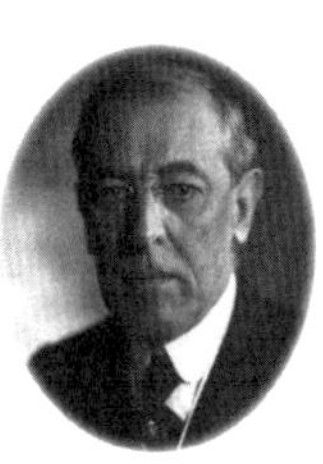

每個正常運轉的民主制度裡，都會有被統治者反制統治者的機制，這源於一種健康的不信任感。自二十世紀下半葉以來，美國人民對「華盛頓」（作為政治機構和所謂的政治階級的代名詞）的信任持續下降，才會在二〇一六年讓一位從未擔任過公職的政治素人當選總統。

這份信任早在半個多世紀以前就已開始逝去，無論是甘迺迪和詹森對美國介入越南衝突的不實闡述、甘迺迪的雙重生活（在他慘死後才為公眾所知），以及最可以代表白宮的謊言、掩飾以及解決妄想的方法——水門事件，這種種都是造成信任破滅的重要原因。只是這不信任感的基石早在上世紀二〇年代即已奠定，人們了解到白宮並非是個開放以及行為得體的地方，那些用謊言與遮掩粉飾（後者在美國已是與醜聞緊密相關的概念）寫成的詩篇就是由一位總統和他的親信開始起擬的，即便總統比任何人都更該遵守最高道德標準。在一個陽光明媚的秋日早晨，總統和人民之間的關係從此蒙上一層陰影。

西元一九一九年九月二十六日凌晨，廣大群眾聚集在堪薩斯州威奇托市（Wichita）的火車站，準備向伍德羅．威爾遜總統致意。過去三週他馬不停蹄地在美國西部廣大地區，持續對公民展開談話。他想向民眾解釋自己的政治願景，同時尋求人民支持參與國際聯盟的政策，因為這個政策可能會因參議院的抵制而宣告失敗。就像他搭乘專車行駛八千英里所停留的每一站一樣，他也計劃在威奇托發表專題演講，解釋為什麼成千上萬的美國男孩必須在法國戰場上為國捐軀，為什麼他們的死亡不會白費，為什麼歐陸世界迫切需要美國這個新強權參與，如此才能實現這位總統的人生目標，為世界創造享有民主的安全。

然而在這個晴朗的秋天早晨，威奇托的民眾空等了一場。他們完全不清楚專車上發生的悲劇，一位心理與生理都已十分脆弱的總統被他隨身在側的鐵三角私人祕書約瑟夫．圖穆爾蒂（Joseph Tumulty）、私人醫生卡里．格雷森（Cary Grayson）以及妻子伊迪絲．波林．高爾特（Edith Bolling Galt）阻止下車、踏上月台現身在民眾前，三人一致認為應該對公眾隱瞞這位行政首長的狀態。火車到站一刻鐘後，圖穆爾蒂走向群眾，告知總統因「神經衰弱」感到不適，不過情況「不足以堪憂」。失望的群眾陸續解散後，火車專車也開始緩慢往東方移動，從此威爾遜再也沒有以總統身分對美國人民做任何談話了。

威爾遜返回華盛頓後的幾天，健康狀況急劇惡化。十月二日上午，伊迪絲發現丈夫躺在白宮浴室的地板上，無法說話，身體左側癱瘓，臉上滿是鮮血。他因中風（在西部旅行時已有徵兆）摔倒，結果剛好撞到馬桶，所以頭部受到嚴重撞擊。這不僅是他個人的悲劇，也自此開啟了一場政治大戲。從一九一九年十月到威爾遜任期結束的一九二一年三月這段時間，正值全球政治的關鍵時刻，白宮卻出現了權力真空狀態。在這位已癱瘓的人面前懸掛的是緊閉的白宮帷幕，時間就在凡爾賽協議簽署後的不久，也正是對國際關係改弦易轍最不適宜的時間。

總統的發病並非無跡可尋，這是他常年病史中難以避免的發病高峰，他自始就不宜擔任這個最高階的職務。托馬斯．伍德羅．威爾遜（Thomas Woodrow Wilson）

一八五六年出生於維吉尼亞州的斯湯頓鎮（Staunton），是一位傳教士的兒子，從小身體孱弱，生理和心理病症交相出現，而且常常相互牽引，導致病情加重。伍德羅九歲時仍然無法閱讀，所以後來有傳記作者認為，他可能患有閱讀障礙症。然而我們必須給予他那有時已到狂熱地步的意志力肯定，他不僅自我鞭策，還會因為沒達到自己設定的要求而感到痛苦。威爾遜後來不僅學會閱讀（儘管有些遲了），還努力充實知識，使他有機會成為美國幾間高等學府的校長，其中包括他的母校普林斯頓大學。身心症引發的不適（psychosomatiche Beschwerden）一路伴隨他邁向崇高學術的道路，而不穩定的精神狀態也隨著他的平步青雲持續發生。

西元一八九六年五月生的那場病影響了威爾遜的下半輩子，長時間處在高壓工作下的他中風了。但是那可能不是他首次中風，因為在此事發生的五年前，他的右手有很長一段時間是癱瘓的，而這次他的右半身也受到了影響。這位年輕的教授在那段時間可能已經患有高血壓，整個血管系統，尤其是位於頭部的部分皆長期受損。威爾遜到過世前都堅守一個策略，就是拒絕承認有高血壓問題，也盡可能無視其造成的殘疾，並像往常一樣投入工作。他堅信生理會服從心理，並且自己可以通過對上帝的虔誠、謹守公民禮節與勤奮的態度來克服身體障礙。他的身體在接下來的幾年也真的逐漸好轉，而且能夠再次使用右手臂。

無論在專業或私人方面，他都是位力爭上游且不願妥協的人，因此進入了位於紐澤西州的菁英大學時，學識和才能都受人讚賞，也使他再次步入了高壓工作狀態。一九〇四年，他可能又有血管破裂的狀況發生，預示了即將到來的厄運：西元一九〇六年五月二十八日，威爾遜一早清醒時，發現自己左眼瞎了。費城的眼科醫生診斷是視網膜中央動脈阻塞（Embolie der zentralen Netzhautarterie），一種常見於高血壓控制不良者的併發症。當他的家人對這命運的打擊瀕臨絕望之際，這位威爾遜教授卻出人意料地「平靜，甚至有些喜悅」，威爾遜拒絕承認自己生病的態度已經進入到另一境界。當時他的第一任妻子埃倫（逝於一九一四年，之後威爾遜很快與寡婦伊迪絲結婚）曾表示，他就像是「活在麻醉下」，並形容自己丈夫的病是「一件可怕的事，像一個緩慢的、一寸一寸靠近死亡的絕症。」

由於威爾遜和普林斯頓大學之間有些紛爭，所以他在一九一〇年突然結束學術生涯，並踏入了一個新領域：政治。他的使命感、濃厚的宗教家庭環境以及學術才能使他堅信自己是上帝施予考驗的倖存者，是可以勇往向前的。威爾遜的崛起只能用異軍突起來形容，他在當年當選紐澤西州州長。兩年後民主黨任命這位政治新秀為總統候選人。當時現任共和黨總統威廉．霍華德．塔夫脫（William Howard Taft）和他的共和黨前任總統西奧多．羅斯福（Theodore Roosevelt）以進步黨（progressive）候選人身分同時參選，彼此搶奪分散了選票，使得威爾遜順勢當選了美國第二十八任總統。當然，這位演說家當時並沒有向選民透露自己一眼失明以及各種健康危機的資訊，不過他的演講卻充滿了醫學隱喻，有一次他宣稱全世界的膽識幾年來都已發炎了。而暈眩也使他必須不時中斷演說。

威爾遜的病痛是否對他的政治造成影響仍有爭議。這位於一九一六年得益於「他讓我們遠離戰爭！」的口號獲得連任的總統，僅在幾個月後就帶領國家參加了第一次世界大戰，幾萬名美國青年在西部戰線上喪生，同時美國國內還發生了迄今為止前所未有的情形：暫停基本民主權利，直接或是意圖持不同政見者會遭到迫害和監禁，有一些案件直接以國家安全利益之名，執行人身迫害，甚至私刑也被當局容忍或至少未以刑法起訴。威爾遜對這類過分的行為置若罔聞，卻又同時宣布了著名的「十四點」

以確保公平的戰後秩序。當已經戰得筋疲力竭的德意志帝國於一九一八年秋天投降時，他們表示能遵守這「十四點」。許多德國人將威爾遜視為救世主，卻很快意識到凡爾賽和平的現實與崇高理想毫無交集。

當威爾遜於一九一八年聖誕節期間訪問法國時，留予世人恐怖的印象。他十分消瘦，眼睛頻頻抽搐著，而且舉止怪異，幾近是在胡鬧。例如，他大聲要求隨行官員集合，對他們抱怨凡爾賽房間的家具顏色。相較於法國的克里蒙梭（Clemenceau）和英國的勞合．喬治（Lloyd George），這位生病的總統在進行談判時缺乏活力與意志力，最後大家並沒有達成和平的共識，而是和平的報復。威瑪的民主則因這些壓迫條件而萌芽。

威爾遜的私人醫生記錄了他在巴黎的情形以及可能的影響：「威爾遜失去適應環境的能力之事實，對美國以及全世界都具有重大意義。」總統越來越常逃進那個與他理想而非與苛刻的現實相對應的世界。他解釋《凡爾賽條約》能夠實現他提出的「十四點」，並對參議院反對「凡爾賽」感到失望。反對的聲音主要來自共和黨中西部議員，他們傾向孤立主義。尤其是協議的第十條，威爾遜的主要政敵，參議員亨利．卡伯特．洛奇（Henry Cabot Lodge）領導的反對派，他們預見加入國際聯盟（Völkerbundsmandat）會將美國捲入衝突，這個想法和現代反對美軍聽命聯合國指令並無不同。因此，威爾遜提交了一份修改後的草案，該草案使國會必須同意美國參加國際聯盟的任何維和行動。威爾遜決定直接與人民分享自己的願景，並且踏上鐵路之旅，這也成為他政治生涯中最後一次主動積極的行動。對國會和大眾提供假信息也從此成為醫生格雷森的工作。定期的公報會上避免使用中風一詞，取而代之的是總統「處在筋疲力竭的狀態」，所以沒有出現在日常的政治活動，同時總會加註總統正竭力恢復中。這位私人醫生後來為自己的行為辯護，說他只是按照總統妻子的指示行事。

與此同時，總統的鐵三角也討論了憲法對於總統重病時的繼任規定。很明顯的，假若總統去世，副總統會自動升職，因為自從美國建國以來，類似情形已經發生了五次。但是，若總統只是完全失去行為能力時呢？圖穆爾蒂、格雷森以及伊迪絲做了一個自以為最佳的榜樣。西元一八八一年夏天，詹姆斯．加菲爾德（James Garfield）總統因為被暗殺而受了重傷，他的總統權力從他受傷直至死亡這數週時間並未受到限制，而他的副總統兼繼任者切斯特・亞瑟（Chester A. Arthur）也謹慎地守在幕後。威爾遜的代理人托馬斯・馬歇爾（Thomas Marshall）似乎也想以切斯特・亞瑟為榜樣，當他終於被告知總統的真實情況時，馬歇爾也未主動表示任何意願。令人驚訝的是，三人小組之中沒有人認為有必要與國家第二元首直接溝通，反而找了一位記者朋友傳達訊息。然而只要威爾遜還活著，唯一能將職務移交給馬歇爾的方式，就是宣布總統無行為能力，但馬歇爾並未表現出渴望任何權力，也同時顯示出自己對國家的薄弱責任感。格雷森在伊迪絲和圖穆蒂的支持下也不願宣布威爾遜其實無行為能力。

於是這場絕對的謊言持續了幾個月，圖穆蒂、格雷森和伊迪絲控制了其他人靠近這位癱瘓在床者的可能，並做了實際上應該留給總統做的決定。他們握著他顫抖、失去知覺的手簽名，並試圖讓人們以為國家行政仍像過去一樣運作著。發自白宮的信件開始有固定的形式：「總統說⋯」（The President says …）。有時候訪客能到總統所在的黑暗房間，由於周圍只有微量的光線，所以不會看到總統已經癱瘓的另一半臉。威爾遜用了妻子提前幾個小時「準備」的簡要回答，回覆訪客事先提出的問題。拜訪時間幾分鐘後即結束，訪客也會在拜訪活動尾聲時儀式性地對媒體表示總統的面色極佳，很快就會全面復出。

整個政府幾乎停止運作，內閣會議淪為鬧劇。外交部長蘭辛（Lansing）不太接受三人小組的說法，並在私人紀錄中坦言：「基本上有人在為他處理事務，也在幫他做決定。如果真相傳出，就會變成醜聞的題材。」這位部長是如此觀察總統：「他看起來像是變了形。」內閣會議上並沒有人大力反對這個違背民主以及違法的三人小組，相反的，各部長們只是努力在一九一九年十二月一日新國會的開幕式上多次修改了「總統」致辭，該文案並非由幾乎無反應的總統所批准，而是由第一夫人為之。當議會在十一月將《凡爾賽條約》的爭議排上議程時，白宮強調拒絕接受洛奇（Lodge）的第十條條件，此時心中產生越來越多疑慮的參議員注意到總統的信上沒有簽名，而是用紫色墨水蓋上「伍德羅．威爾遜」的字樣。兩位參議員阿爾伯特．法爾（Albert B. Fall）和吉爾伯特．希區柯克（Gilbert M. Hitchcock）經過努力爭取下終於獲准進入總統府，造訪行程定於一九一九年十二月六日舉行。總統在中風兩個月後有些許恢復跡象，但是一半的身軀依然癱瘓，不過至少恢復了部分的說話能力，只是速度很慢。當天總統被精心梳理，躺在床上接見來訪的賓客，房間依舊保持昏暗，癱瘓的手臂被藏在毯子下面。希區柯克參議員後來指出，儘管總統講話遲鈍，但是可以理解。這位病人甚至曾一度展露出自己學術生涯累積的豐富才智，當眾所周知反對威爾遜總統的參議員祝福他，說出「總統，我們為您祈禱」時，黑暗中冒出了一個直接的反應：「往哪一方面？」

即使威爾遜的健康狀況在接下來的幾個月有好轉的跡象，他的外交政策卻遭受挫敗，同時他也失去了對黨內同志的影響力。三月十九日，幾乎一半的民主黨參議員與共和黨議員一起投票贊成洛奇的提議，有保留地批准《凡爾賽條約》。然而這個版本和威爾遜原始版本一樣未獲得三分之二的同意，因此「凡爾賽」被否決，美國人也未參加國際聯盟。

威爾遜認命接受這個失敗的消息，儘管他在四個星期後，能夠再次「主持」內閣會議（坐在輪椅上並且事前先演練了部長們的名字），卻顯得與現實脫離。而不斷活在夢想世界的他，居然思考要競選第三個任期，這完全是史無前例的。這位重病患者居然還開始草擬成功連任後的就職演說（他遺留文件之一名為「第三屆就職演說」），還好最後美國和全世界都無須面對這種恐怖的想像。

如此的政治慘劇沒有發生，是因為民主黨對其總統感到厭倦，而選民對民主黨的感受也一樣。一九二〇年十月，俄亥俄州共和黨參議員沃倫・加馬利爾・哈丁（Warren Gamaliel Harding）贏得了壓倒性的勝利，因為他的競選口號表達了人們最大的渴望：「回歸常態」。白宮的抵押貸款、無能以及偏執，嚴重影響美國本身以及它在世界的地位，尤其是在歐洲。這個世界上工業最強大的國家，與法國和英國等古典大國相比，有較少的戰爭傷亡，與被擊敗的德國和被內戰摧毀的俄羅斯相比，權力真空的時間也算短，卻不願擔待任何國際責任。一直到第二次世界大戰引發的災難以及難以想像的種族滅絕後，美國才願意承擔起領導角色。

流感／致命的感冒

武器的轟隆聲終於在十一個月的第十一天的第十一個小時，安靜了下來。西元一九一八年的十一月十一日停戰協定生效，結束了第一次世界大戰，然而大規模的死亡卻尚未結束。死亡以較槍聲靜悄的方式沿著索姆河（Somme）或馬恩河（Marne）繼續肆虐，不僅橫掃西部戰線（軸心國與已成為共產的俄國在東線的戰事已在春天結束），也散布至世界各地。流行病學家使用大流行（Pandemie）一詞來指稱遍布世界的疾病，而流感也確實從一九一八年春季至一九二〇年流行全球，來自世界各地通報的總死亡人數差異甚巨，數字介於兩千五百萬至一億人之間，最多占到當時世界人口的百分之五[1]。毫無疑問，這場今日稱為「西班牙流感」（Spanische Grippe）的疫疾，比發生在一九一四年至一九一八年的人為災難奪走了更多生命，不過第一次世界大戰也影響了這個疫情的命名。由於當時西班牙屬於中立國，對新聞的審查比起正在交戰的國家要少，因此在馬德里、巴塞隆納和塞維亞出版的報紙相較於倫敦、巴黎和柏林發行的公報，更為公開地報導這個流行病，也讓當時的人將疫情與伊比利半島連結在一起，然而那是不正確的，只是當地有較多的公開報導而已。

這個席捲全球三波的流感，準確地說是流感大流行（Grippe Pandemie）起源可能是美國。早在西元前四世紀希波克拉底（Hippokrates）就認識了這個感染（Infektion）。十八世紀應該也發生過兩次流感大流行，Influenza一詞也在這個時候變得普及。這個詞彙在義大利語中意為「影響力」，因為人們認為這個災難是受星象的影響。但是，之前發生的流感從未像一九一八年那樣具有毀滅性，而戰爭也加強了這一點。當時許多已患病或是具有傳染力的年輕官兵，即便醫官覺得不妥，他們都還是必須從美國東海岸登上運輸船前往歐洲，於是船舶上有數百人擠在十分狹小的空間。美國威爾遜總統在與他的首席軍事顧問討論後，於十月八日發表談話，反對中斷運輸至法國前線。這位當時的美國陸軍參謀長給了他一個過度渲染愛國情操且罔顧感染醫學的建議，認為每位死於流感的士兵和在前線陣亡的士兵都應在偉大的戰鬥中發揮自己的作用[2]。

最早確診的患者是陸軍廚師亞伯特．吉切爾（Albert Gitchell），他於一九一八年三月在位於堪薩斯州的賴利堡（Fort Riley）發燒，且有全身痠痛和喉嚨痛的症狀。還有幾名士兵也在同一天陸續前往軍醫院看診。短短五週內就有一千一百二十七名士兵患病，其中四十六人死亡。不久之後，已在那裡結訓的部隊開始被遣往法國。吉切爾是否為首位染上這個流行病的患者尚待討論，無論如何，他都成為一個代表人物，就像那位著名的「零號病人」（Patien Zero）——一位被強調有複雜性關係的男性空服員，被認為是首位愛滋病病人。然而，流感並未在前線戰場停止傳染，同年四月時德軍這一方也有許多士兵染上流感，不久之後，魯登道夫將軍（General Erich von Ludendorff）麾下的軍團也遭流感肆虐。一九一八年初夏，德國在西線最後一次進攻失敗，使盟軍最終居上風的原因，極有可能與流感有關。《紐約時報》於一九一八年七月八日的頭條新聞是：「從德國戰俘身上發現的文件顯示，他們由於新型流感，正處於艱困時期。」[3]

第二波流感從一九一八年八月起襲捲全球，其中一位知名患者是當時乘坐輪船從歐洲返回的美國海軍副部長富蘭克林．羅斯福（Franklin D. Roosevelt），當他抵達紐約時，虛弱到必須用擔架抬下船。那是他罹患脊髓灰質炎（Polioyelitis，俗稱小兒痲痺）的前五年，以及當選美國總統的前十四年[4]。這一波疫情也影響到遙遠的澳洲和紐西蘭，一九一八、一九一九年初，南半球正值夏季，澳洲死亡人數約一萬兩千名。日本是最後爆發疫情的的國家之一，卻也是一九二〇年患病後死亡人數最多的地方。

這樣大流行的恐怖事件雖然是發生在一個世紀以前的事，但是流行病學家認為，如今任何時刻都有可能發生流感大流行。各種由於變種而難以通過疫苗接種預防的病毒，如今將不再是靠船舶傳播到全世界，而是靠載滿乘客的長程飛機發散。

列寧／世界革命的腦鈣化

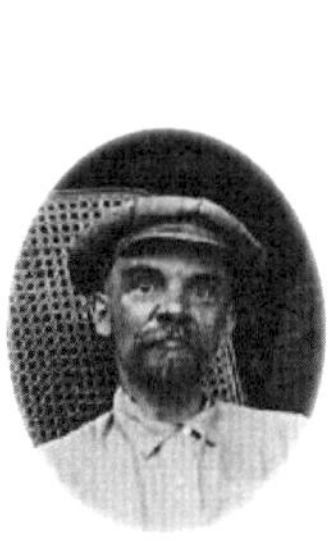

連經驗豐富的病理學家聽到這個聲音都會覺得詭異。當鑷子觸碰死者大腦的動脈時，聽起來竟像是刮在一塊石頭上。圍在驗屍台四周的專家幾乎從未看過一個五十三歲的患者能有如此嚴重的動脈硬化。然而，當病理學家橫切頸部的大動脈，並觀察橫截面時，他們對看到的景象更加感到不可思議。維克多・奧西波夫（Victor Osipov）教授表示：「左部頸動脈的直徑窄化到只有刷毛這麼細才能穿過。腦幹的動脈也一樣窄，開口大小只有一個大頭針那麼大。」[1] 其他血管包括腹腔動脈和冠狀動脈也有大量的動脈硬化沉積物（鈣化）。

我們可以想像在場法醫的情緒有多複雜。他們必須說服自己這位躺在驗屍台上的人，不僅讓自己國家的命運發生戲劇性的轉變，而且無人能及地影響了二十世紀整個世界的歷史。他的腦部因為血液供應嚴重受限，形成過早衰老導致的動脈粥狀硬化（vorgealterter Arterioklerotiker），所以大腦幾乎無法運轉。這位死者是佛拉迪米爾·伊里奇·烏里揚諾夫（Wladimir Iljitsch Uljanow），又稱列寧。

在場驗屍的每位醫生都很清楚，這位蘇聯的創建者不只過去幾個月受中風折磨，他的健康狀況明顯長期受損。列寧在如此狀態下所完成的工作，先撇除政治立場，實足讓人欽佩，或是該令人感到驚駭，因為他創造的系統，在他生前以及系統存在的七十年間墜入谷底，似乎也反應在他生命末期的生理與精神層面。

值得注意的巧合是，這位國家創始人（他所創立的國家將在二十世紀成為美國世界政治對手）於一九二四年一月二十一日去世，只比美國總統伍德羅·威爾遜早了十三天，而且兩人都患有的血管病理變化的疾病，會不定時侷限他們的行為與執政能力，同時雙方都對公眾保密自己身體和精神上的不穩定狀態。如果說威爾遜的病史（如前面章節所述），尤其是在總統任期的最後一年半算是被對外保密，那列寧的病史對外長期以來就像是蒙上了一層紗。

當他和布爾什維克奪權上台後不久，蘇聯的意識形態就開始謳歌這位革命者。在他一九二〇年四月歡度五十歲生日的那天，黨、國家以及他們所控制的媒體和機構都一致歌頌慶賀，其「範圍以及庸俗程度都非同尋常」，一位現代列寧傳記作家維克托・塞貝斯蒂安（Victor Sebestyen）如此描述[2]。如此一位天才，全體勞動人民的父親，一個命中註定為人類造就幸福的使者，根本無法用幾乎一半沒有血液供應的大腦來完成他所有的英勇事蹟，因此，列寧的部分病理報告一直到蘇聯解體後才公布。然而這份後來才公開的資訊，加深了人們懷疑這位革命領導最不齒公開的病情，應該不只是高度的動脈硬化。一種讓非醫學人士甚至到了今日都感到噁心的疾病，竟發生在一位「斷絕所有感官享樂的創新者」身上，人們試著從各傳記中尋找兩者之間的蛛絲馬跡。

對於一位還未達高齡的人，為何他的血管和腦幹會有如此明顯病變的疑問，不斷引發以下的論點：列寧患有梅毒，而且他的中樞神經系統的確有神經性梅毒的臨床現象。雖然可以找到一些線索支持此論點，卻沒有確鑿的證據。列寧從一九〇〇年開始流亡海外，到慕尼黑、蘇黎世、日內瓦、巴黎和倫敦等城市十七年之久，只有在一九〇五年第一次俄國革命之後曾短暫返回國內。根據共產黨的版本，列寧終生為了革命奔走，好將俄國從沙皇的統治中解放，不過他其實是位富家子弟而非苦行僧。病理學家懷疑他可能是在巴黎時，從妓女那裡感染了梅毒。一八九五年，當時二十五歲的列寧旅行歐洲數月後，在瑞士的療養院休養了兩週，入院休養的原因（剛好是造訪巴黎後幾個星期）是頭痛與失眠。列寧晚期從國外請了幾位專科醫生，其中也包括來自漢堡埃彭多夫（Eppendorf）醫院[3]的德國神經病學家和梅毒專家農內（Max Nonne）教授。當他被人問及造成列寧惡劣健康狀況的原因時，他給了一個十分神祕的答案：「人人都知道我被找去治療哪種腦疾病。」生理學家伊凡．巴夫洛夫（Iwan Pawlow，即著名的巴夫洛夫反射發現者）對列寧的主要病症則毫不懷疑，他形容：「列寧是典型的漸進性麻痺患者。」漸進性麻痺是一種進一步的癱瘓，也是神經性梅毒的典型現象。

兩名參加驗屍的病理學家認為列寧的大腦清楚顯示有神經性梅毒的跡象，然而官方驗屍報告（至少有三到八種不同的版本）卻刪除了他們的簽名。蘇聯檔案解密後，人們發現了健康人民委員尼古拉．塞馬什科（Nikolai Semashko）曾明確指示首席病理學家阿列克謝．阿布里科索夫（Alexei Abrikossow），讓檢驗結果顯示所有病症明顯與梅毒無關[4]。

並非所有列寧傳記的作者都採信以下這個檢驗結果。那是列寧去世兩年前所做的梅毒血清篩檢（Wassermann Reaktion），當時篩檢結果呈陰性，或者更謹慎地說，據稱是陰性，因為蘇聯領導層無疑也會掩蓋或捏造這種顯示可能有性病感染的證據。還有一種完全合理的原因可以解釋列寧為何會有嚴重的動脈硬化，那就是遺傳使然。他的父親也是因為動脈硬化而英年早逝，除此之外，列寧的兄弟姐妹也患有動脈硬化症。不過我們沒有理由因為某種可能的情況（血管鈣化）就排除另一可能（梅毒）。

當我們在討論列寧的兄弟姐妹時，也必須提到一位對列寧往後的經歷產生了決定性影響之人，他就是年長列寧四歲的亞歷山大・伊里希・烏里揚諾夫（Alexander Ilyich Ulyanov）。一八八七年他因為參與策劃暗殺沙皇亞歷山大大帝未遂而被絞死，那年他才二十一歲。對列寧而言，那是他對沙皇政權仇恨以及對極權統治鬥爭的開始。這位獨裁統治的沙皇與他的妻子、四位兒女和三個僕人最後於一九一八年在葉卡捷琳堡（Jekaterinburg）被布爾什維克分子謀殺。當代傳記作者評估此行動不可能未經列寧的同意發生。

無論列寧有任何例如頭痛和失眠等健康問題長期困擾他，他都以巨大的毅力和堅定的信念克服，他同時堅信革命會來到俄羅斯，而自己會成為革命的動力以及精神的領袖。這場革命不會像一九〇五年那樣半途而廢，當時固執的沙皇尼古拉二世和統治（以及剝削）人民的貴族圈子很快就扭轉了議會制以及諮議立法功能（Duma）。而這場革命也不會像一九一七年二月的中產階級革命導致沙皇退位，進而終結了統治三個多世紀的羅曼諾夫王朝。當美國總統威爾遜以煽情的詞語慶祝「偉大與慷慨的俄羅斯人民加入了為自由而戰的隊伍」時，列寧毫不掩飾自己對這位有類似命運的美國總統的蔑視：「好一個偽君子和沒肩膀的人」[5]的確，列寧的革命是不一樣的。十月革命標示著一個新時代的到來，對歐洲歷史上造成的後果可能可以與法國大革命相提並論。

俄國的十月革命之後，「紅軍」與保守勢力的「白軍」之間爆發血腥內戰，列寧除了這些意識形態不同的敵人之外，在其他同樣崇尚信仰社會主義的俄羅斯人中也有敵人存在，其中之一就是范妮．卡普蘭（Fanny Kaplan）。一九一八年八月三十日晚上，這位二十八歲的女子趁列寧在一家工廠對工人進行演講時，用左輪手槍對他近距離開了三槍。兩位當時的名醫，弗拉基米爾．羅扎諾夫（Wladimir Rozanow）教授和弗拉基米爾．薄荷斯（Wladimir Mints）教授立即被召到克里姆林宮。一枚子彈卡在列寧的肩膀上，第二枚更為危險的子彈打穿肺葉，距離主動脈僅一英寸，卡在了鎖骨。兩位教授幫列寧清理傷口，提供氧氣罩，然後用繃帶包紮，但是他們並未進行手術，可能是因為那或許會讓這位蘇聯領導人命喪手術台上。直到四年後，醫生才從他的肩膀上移除一顆子彈，而另一顆則留在他體內直到過世。當時手術是由一位德國外科醫生朱利葉斯．博查特（Julius Borchardt）進行的，而列寧的親信懷疑這位革命家頭痛加劇的原因是鉛中毒。范妮．卡普蘭在槍殺這位她稱為革命叛徒的男人四天後就死了，她被當時的蘇聯情報局（Tscheka，KGB的前身）直接正法，而沒有起訴審判，也成為一個列寧政府如何詮釋「正義」的典型例證。

列寧逐漸從槍傷恢復，但是他的健康狀況從一九二一年初開始惡化。呼吸急促，胸口和腿時有疼痛，顯示他的血液循環不良。除此之外，他的精神狀況也不穩定，尤其無法忍受雜聲，所以他關掉了電話的鈴聲。一九二二年五月二十六日，他中風了，好幾個星期無法做任何簡易動作，筆跡也變得難以辨認。雖然後來他的情形逐漸改善，癱瘓症狀卻依然存在。年底將至，列寧陸續發表了幾場公開演講，這些行程讓他感到非常疲憊。一九二二年十二月十三日至十五日，列寧又連續中風兩到三次，也有傳言是七次。一週之後，列寧詢問當時已經升任布爾什維克領導班底的史達林（Joseph Stalin）是否可以「基於人道理由」給他毒藥。史達林預期自己會是列寧的繼任者，事實也證明會如此，然而他拒絕讓列寧同志實現安樂死的願望。

列寧越來越少出現在公眾場合，蘇聯政府持續以他的名義頒布命令，他甚至越來越少直接參與。一九二三年三月十日，他又遭受了一次嚴重的中風，這次列寧失去了語言能力。對於一位曾經能用令人振奮的演講集結無產階級群眾的人而言，這無疑是最糟的打擊。人們將他移往莫斯科南部約三十公里處的高爾基（Gorki）市，住在曾屬於一位工業鉅子的靜謐莊園休養。從一張在那裡拍攝的照片中我們看到，列寧坐在輪椅上，像是無意識地凝視著鏡頭。他在那靜養了十個月，作為一名天生的老戰士，他偶爾會表現出輕微的好轉跡象，這使他的妻子納賈（Nadja）保持謹慎樂觀的態度，「有時候，我開始希望康復並非毫無可能」[6]。

高爾基在蘇聯時代成為眾人朝聖之地，《南德日報》（*SüddeutscheZeitung*）記者徹克怡（Sonja Zekri）形容列寧在該處成為世界革命的首要照護案例[7]，著實貼切。可以探訪列寧的人也越來越多由史達林決定。一九二四年一月二十一日，列寧當天早上喝了蔬菜湯，下午四點左右又發生中風，不過那也是他的最後一次。當晚快七點時，這位用紅色字母刻寫歷史的人去世了，紅得像他揮舞的革命旗幟與他的黨旗，也紅得像他統治六年裡淌流的鮮血。

許多論點認為列寧相對較早的死亡把歷史導向完全不同的方向，他們認為假使列寧沒有血管硬化問題，而能繼續擔任國家首腦地位一、兩年的話，蘇聯有可能會變得迥然不同，我對此論調不予苟同。蘇聯在那位不受歡迎的繼任者史達林的統治下，百姓因為暴力與恐怖政策，以及執政當局直接與間接造成的饑荒而死傷慘重，但是國家本身卻成為了世界大國之一；相對的，列寧在較短的時間裡所造成的死亡人數即已達到數百萬，酷刑、古拉格監獄（Gulag）和大規模屠殺等事件在當時都已開始，並都是得到列寧的批准。他對持不同意識形態者毫不留情，同時倡導採用恐怖手段以達到政治目的，他已為史達林鋪平了道路，讓史達林只須堅持走下去。

佛德烈希・埃伯特／威瑪共和國的政治家和象徵人物

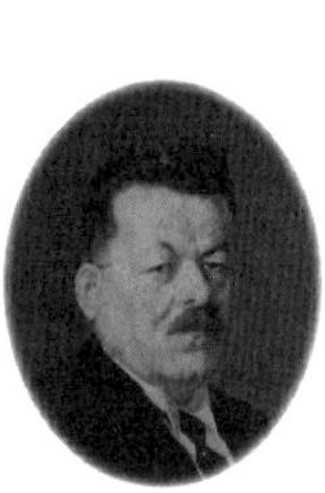

「小型男性屍體，骨骼強壯，營養狀況良好。腹部右側有一個從左下往右上的手術傷口，長十二點三公分，中間寬度三公分，邊緣完整平滑，傷口兩邊有兩個緊附的腸扭轉（Dünndarmschlingen）。上頭有兩個可見的紅色穿刺孔以及一個直徑為一公分的切口，滲出混有氣泡的淡黃色液體，其他部分的表面則非常乾燥。手術區域的脂肪層和肌肉散布著深紅色的細條紋，但沒有膿液或壞死組織，即使施壓也沒有膿液流出。」[1]

主持解剖的病理學家語氣冷靜有條理，符合大眾對此專業人士的期待。然而這位柏林夏禮特醫院的盧巴斯赫（Otto Lubarsch）教授的言語間似乎缺少了一絲尊重。這個「小型男性身體」的身分是國家元首——德國總統佛德烈希・埃伯特（Friedrich

Ebert）。

佛德烈希・埃伯特於一九二五年二月二十八日進行闌尾切除術數日後就逝世了，他的去世代表一位政治家個人的不幸結局以及他的政治責任陷入了最不利的狀態，同時也是對威瑪共和國（Weimarer Republik）命運的一項警訊，這個共和國在當年二月時幾乎就已經瓦解了一半。歷史學家列舉了幾項原因，解釋這個德國第一個民主體制何以瓦解[2]：首先是社會大眾對民主制度的反彈，尤其是那些一九一八年帝國解散前的菁英分子，再者，極右派激進分子攻擊共和國以及官員，其中甚至包含軍事恐怖襲擊，還有凡爾賽條約的壓迫性條款，以及一九二三年通貨膨脹引發的經濟危機，與發生在一九二九年秋天被視為最嚴重的經濟災難——全球大蕭條。最後還有一個原因則是檯面上缺乏具有個人魅力的政治家，威瑪共和國的政治領袖少有能讓人臣服其歷史地位以及才能之人，並且在國內外都能代表這個年輕的民主國家並贏得他人信任。那時有兩位傑出政治人物都在最不巧的時刻驟逝。尤其是埃伯特，假使他能早點就醫，假使他的政敵對他個人和他的健康少些傷害的話，或許他可以獲救。

埃伯特於一八七一年二月四日在海德堡出生，當時德意志帝國剛成立了三週。當帝國於一九一八年十一月倒台時，他躍居成為新成立國家的元首。他的父親是位馬具皮件師傅，埃伯特年輕時也是名工匠。當他一八八九年四處遊走實習來到曼海姆（Mannheim）時，他接觸了社會民主思想，並很快加入工會以及社會民主黨。後者在鐵血宰相俾斯麥下台後，因為不再受《反社會主義者法》的壓制，所以可以公開鼓吹思想。後來埃伯特搬到不來梅（Bremen）並就地成家，而他的妻子路易斯（Louise Rump）也同樣來自工人家庭。埃伯特很快當上不來梅地區馬具工會理事長，而政治越來越吸引他，他也不斷拓展自己的視野，再加上他在語言與論述方面都有天賦，所以很快就成為傾向社會勞工主義的《不來梅公民日報》的地方編輯。

之後他還接手了一家酒館，並改行換業。這也成為日後政敵用來詆毀他的題材，他們試圖訕笑埃伯特是位「酒吧老闆」。但是，從純粹的經濟角度來看，埃伯特確實做出了一個明智的決定，因為過了不久，新時代的怪物——汽車開始出現在不來梅的街道上，穿梭於依然保持中世紀模樣的小巷中，而且發出巨響和怪味，雖然馬具不再有需求，但人們還是會繼續飲酒。隨著二十世紀新世紀的到來，埃伯特身為社民黨在地（漢薩同盟城不來梅）主席，也當選為當地市議員。一九〇四年，因為社民黨黨代表大會在不來梅舉行，埃伯特擔任會議主席，他才首次為當地黨員以外的人所知。當時社民黨正在崛起，無論是帝國施予的報復手段還是那些缺乏代表性的投票權，都無法阻止社民黨穩定增長選票。這個黨需要一個能幹的管理者，於是一九〇五年埃伯特獲邀到柏林擔任執行委員會祕書。一九一二年一月十二日的國會選舉，社民黨獲得帝國時代最大（也是最後一次）的勝利。選民們用選票將一百一十名社會民主黨人士送入位於柏林市中心的一棟大樓，而該大樓至今仍被用來當作國會大廈。他們獲得的票數幾乎是次強政黨的三倍，而其中一位國會議員即是埃伯特，於埃爾伯費爾德－巴門（Elberfeld-Barmen）選區勝出。

一九一三年九月二十日，社民黨的創黨元勳奧古斯特・貝貝爾（August Bebel）去世，埃伯特與雨果・哈塞（Hugo Haase）一同被選為新的黨主席，後者於一九一九年十一月被一名精神病患謀殺。埃伯特算是位溫和，而且帶點資產階級的社民黨人。第一次世界大戰於次年開戰，他在議會屬於主戰派。當部份左派社會民主黨人於一九一七年另外成立德國獨立社會民主黨或轉投向羅莎・盧森堡（Rosa Luxemburg）的「斯巴達克同盟」（Spartakusbund）時，埃伯特毫無懸念地留在占國會最多席次的社民黨。一九一八充滿戲劇性的一年開始時，埃伯特首次感受到被夾在各方人馬之中、遭受自四面八方毀滅性謾罵的感覺。當元月罷工潮爆發時，埃伯特是罷工領導層的一員，但他主張迅速解決罷工狀態。對於政治主張中立偏右的人而言，埃伯特是這個國家的叛徒；對於另一邊偏左者而言，埃伯特又背叛了工人階級理想。一九一八年十一月九日，德意志帝國在成立四十七年後宣告瓦解。埃伯特成為兩天沒有合法身分的帝國宰相。十一月十日，當人民代表委員會（Rat der Volksbeauftragten）被作為柏林革命政府機構成立時，埃伯特和哈塞接任了主席職務。

不久，國民議會於一九一九年二月在威瑪召集舉行（因此稱為威瑪共和國），同時推舉埃伯特為臨時總統。後來他的任期也經由真正的自由、平等以及不記名的選舉方式，合法延長至一九二五年六月二十三日，只是埃伯特本人沒有撐到最後一刻。

埃伯特是位值得尊敬的正直人士，他堅定支持這個民主剛萌芽的國家，並抵禦眾多敵人，堅決捍衛它。他帶領政府遠離激進而走中間路線的強烈信念，可從他支持當時的國防部長古斯塔夫・諾斯克（Gustav Noske）鎮壓斯巴達克主義者引起的暴動（諾斯克也從此成為德國左翼分子仇恨的「獵狗」象徵）中看出。

這個年輕共和國持續產生的危機也為埃伯特種下健康的陰影。他於一九一九年第一次經歷了嚴重的上腹部絞痛，可能是膽結石造成。他的家庭醫生佛洛伊登塔（Dr. Freudenthal）幫他打了嗎啡解痛並進行熱敷和飲食治療。醫生建議他盡快去進行水療，但是埃伯特直到一九二一年才暫時放手離開職務，去了一趟梅根特海姆溫泉（Bad Mergentheimer），而那裡出的卡爾斯泉水也變成他在柏林的時候最喜歡的飲料。在他接受水療期間，威瑪共和國的崩壞持續讓他感到憂心。當他在黑森林的弗羅伊登施塔特（Freudenstadt）時，他再次經歷十分嚴重的膽絞痛，然而他不願接受醫生建議好好徹底休息。他不得不因為一個非常悲哀的理由而馬上趕回柏林——埃伯特必須為被極右派謀殺的德國外交部長沃爾特．拉特瑙（Walter Rathenau）主持葬禮。他再次接受嗎啡注射止痛，如果接受了膽囊手術，早可一勞永逸。

從一九二四年起，這個年輕的共和國似乎逐漸站穩，最大的國家危機似乎已經結束，然而該國的總統卻依然不斷遇到各式阻礙。埃伯特被捲入一場有辱人格的官司，而且必須在當年的十二月親臨法院，馬格德堡（Magdburg）刑事法庭雖然判處這位記者因為侮辱元首必須監禁三個月，但是審判長也直言埃伯特一九一八年一月參與的罷工活動屬於叛國行為。對於這位在第一次世界大戰中失去兩個兒子的男人而言，這是惡意的羞辱。埃伯特要求上訴，卻被拒絕。一九二五年二月十八日，他應邀出席中央癌症研究委員會會議，包括諾貝爾醫學獎得主奧托・沃伯格（Otto Warburg）在內，在場的醫生都一致對總統的狀況感到震驚，他們認為他身患重病。

二月二十三日星期一，埃伯特再次病危。他的家庭醫生一早即去看望他，並得知總統前一晚就開始感到肝臟附近疼痛。醫生檢查後記錄：「舌頭濕潤，略帶舌苔，脈搏強勁，每分鐘七十下，膽囊區域受壓力時較敏感，身體其餘部分柔軟，都可按壓，無肌肉緊繃狀態，且對大一點的壓力也不會特別敏感。」到了晚上，總統疼痛加劇，佛洛伊登塔還注意到如果他在闌尾附近壓下去，患者會感到疼痛且肌肉會呈緊繃狀態。埃伯特立即被送往位於柏林的西療養院（Westsanatorium），當他於晚間十一點四十分抵達時，就被立即推往手術室。一位德國最著名的外科醫師，奧古斯特・比爾（August Bier）教授正在那兒等待這位特別的病人。

比爾於一八六一年出生在科巴赫（Korbach）附近的瓦爾德克（Waldeck），他是一位出色的外科醫師，同時是局部麻醉的先驅。然而他對威瑪共和國懷有敵意，比爾本人是位支持君主專制的保守人士，當霍亨索倫君主制於一九一八年十一月瓦解時，對於他而言簡直是晴天霹靂。比爾有豐富的臨床手術經驗，尤其是闌尾手術。當時他的女兒準備啟程前往英國時，因為他覺得當地那些外科醫生都不牢靠，所以還親自為自己的女兒做了手術。然而比爾自己也因為剛失去了一位名人患者，所以名聲大挫。一九二四年三月，他為一位人稱地下皇帝的人看診，這位來自魯爾河畔米爾海姆市（Mülheim an der Ruhr）的商業鉅子——雨果．斯汀尼斯（Hugo Stinnes），他不僅是德國工業界最有影響力的人，也是位民族主義者。斯汀尼斯當時有嚴重的膽絞痛（Gallenkolik），比爾建議立即手術，清除膽結石，並且保留位於上腹部的膽囊。當斯汀尼斯術後清醒得知比爾的作法時，他十分生氣並對比爾抱怨，自己沒有閒工夫每隔幾年來讓他開刀。比爾並未回嗆，只是解釋說自己並非斯汀尼斯的員工，請他注意說話的口氣。不過他們兩人很快又有新麻煩：四月初時斯汀尼斯又感到疼痛了，而且這次伴隨發燒。當埃伯特在西療養院等待接受手術時，比爾在四月五日時又重新剖開這位大老闆的腹腔，結果他當下大吃一驚，幾天前看起來都正常的膽囊居然腫脹了，而且發炎症狀擴散到一旁的小腸。當比爾試圖割掉膽囊時，它在比爾的手中破裂，稠狀的膿液流入腹腔。比爾竭盡所能使用當時所有的各式殺菌劑清理腹腔（抗生素的發明還要再等將近二十年）。手術後的第一天比爾鬆了一口氣，因為斯汀尼斯幾乎不再發燒了。然而一週之後他卻出現了嚴重的併發症，可能是胃穿孔，並於一九二四年四月十日去世。這個專業上的挫敗對外科醫生比爾造成的打擊還不夠，此事居然演變成一個醜聞：當人們（可能是其他受人敬重的同事們）得知比爾不僅有臉結算手術費用，還從剛成為寡婦的克萊爾・斯汀尼斯（Clare Stinnes）手中領取了十五萬馬克的費用時，他們都憤慨疾呼。

比爾應該也曾竭盡所能地搶救埃伯特，畢竟當患者需要他時，政治立場上的歧異應該是被擱在一旁的。比爾在西療養院待了五天，以便隨時待命。正如他在報告中的描述，手術並不容易：「打開腹腔時，有大量濃稠、不透明且無味的分泌物流出，小腸腸彎（Dünndarmschlingen）腫脹成紅色溢出。一開始未發現盲腸與闌尾。闌尾在手術切口的上方，摸起來像個堅硬的突起物。最後將穿孔的闌尾[3]切離腸繫膜（Gekröse），從大腸接合處分離並縫合橫切口。……手術傷口暫時先在反覆鼓起的小腸上鬆散縫合，因為手術是在首次腹部有不明疼痛後約二十小時，以及闌尾部位首次出現變化後的七小時進行的。」[4]

埃伯特安靜地度過手術後的第一個夜晚，第二天他的脈搏為每分鐘一百下，體溫為攝氏三十六點八度。比爾要求病人擁有絕對的休息與靜養，盡可能減少外部干擾，然而埃伯特的病情每況愈下。一九二五年二月二十六日，比爾診斷出埃伯特有「危險的麻痺性腸阻塞」（Darmlähmung），他決定使用甘油浣腸劑（Glyzerinklistieren）來處理。第二天，埃伯特病入膏肓，「下午兩點，用針穿刺傷口附近的小腸腸彎處，並用注射器吸出四百ccm的液體糞便和一些腸氣。下午又再試了三次垂體後葉激素（Pituglandol）也沒有改善。一直到晚上都一切平靜。晚上七點半灌腸後，再次排出大量氣體。到了晚上十點，他們做了洗胃，使病人能有個安靜的夜晚。」[5] 埃伯特睡得很安穩直到凌晨四點半，他開始感到噁心以及嘔吐。比爾再次做了最後一次的嘗試，並進行了小規模手術，然而所有努力都是徒勞。二月二十八日晚上十點剛過，總統去世了。

埃伯特的國喪成為人們對死者還有共和國展現同情的政治手段之一，無論是來自左派或是右派的惡性重傷都無法影響整個悼祭活動。威瑪共和國的外交部長，同時也是位受國際尊重的政治家古斯塔夫・施特雷澤曼（Gustav Stresemann）做了對埃伯特終生成就致敬的演說。施特雷澤曼也在隔年與法國總統阿里斯蒂德・布里安（Aristide Briand）一起獲得了諾貝爾和平獎，他代表了德國這個年輕的民主國家在艱難的外交政策環境中擁有的穩定以及可靠性。然而施特雷澤曼在威瑪共和國的任職期間一直有病在身（他自一九二三年以來就一直擔任外交部長），他患有慢性腎臟炎以及甲狀腺疾病，於一九二九年十月三日死於中風。留在法國首都的哈里・凱斯勒爵士（Harry Graf Kessler）稱他為一九二〇年代最受歡迎的德國中產階級政治家：「巴黎所有的日報都以最大篇幅報導施特雷澤曼過逝的噩耗，就好像是最偉大的法國政治家死了般。四處瀰漫悲傷的氣氛，人們已經把歐洲當作一個國家，法國人將施特雷澤曼視為歐洲的俾斯麥。」

一九二九年的十月，還沒有人知道威瑪共和國即將落幕，已開始未來將持續三年多的衰退。十月二十五日，美國華爾街發生了黑色星期五事件，投機者和投資者的黑暗之日讓全世界陷入一場巨大危機的深淵。而在德國，希特勒是這場危機的受益人。

奧古斯特・比爾作為外科醫生的職業生涯幾乎與威瑪共和國一同存在與結束，而埃伯特也成了結束的象徵。一九三二年，光是在柏林就進行了超過五萬次手術的比爾退休了，而共和國存在的時間也只比他多了幾個月。我們很難判斷比爾對希特勒這位統治者的態度，儘管他曾多次被嘗試描繪成一位沒有政治立場的醫生，但他的許多想法以及他於一九四一年出版的《心靈》（*Die Seele*）一書，都與希特勒政權的言論頻譜相似。在納粹希特勒禁止德國科學家接受諾貝爾獎之後，希特勒於一九三七年親自頒發了類似諾貝爾獎的「德國國家藝術與科學獎」給比爾。無論比爾的妻子後來於一九四四年七月二十日被蓋世太保（祕密警察）短暫逮捕過，或是（另一個不民主）蘇維埃在佔領時期將他歸為「沒有大礙」之人，比爾都無法再恢復聲譽。一九四九年比爾於死於家中，德國則在那一年建立了不幸的埃伯特原想建立且更可行的民主制度。

肺結核

最「淒美」的疾病

納爾遜．曼德拉（Nelson Mandela）持續咳嗽且帶痰，全身無力的情況越加嚴重，甚至影響到日常健身和運動。他在嚴密的監控下被人從監獄轉移到泰格伯格（Tygerberg）醫院——南非最著名的大學斯泰倫博斯（Stellenbosch）大學的教學醫院。由於這位生病的囚犯身分特殊，所以整層病房都被清空。這位民權義士在被施行麻醉下從肺部吸出了大量褐色液體，根據微生物學診斷結果，曼德拉明顯患有肺結核病。

然而，當年曼德拉染上這個肺部疾病，不僅對他來說是個天賜恩典，對南非也是。一九八八年，曼德拉和他的地下黨與總統P．W．波塔（P. W. Botha）領導的南非政府進行了首次談判，並取得了重大進展，最後終結了種族隔離政權。曼德拉不再被囚禁在結核病肆虐的羅本島（Robben Island）監獄，在泰格伯格醫院接受首次治療後，即被轉移到豪華的康絲坦堡（Constantiaberg）醫院，成為該院有史以來首位黑人病患。專門針對結核病病原體的抗生素治療在曼德拉身上有效發揮且沒有不良反應。他於一九九〇年獲釋後，即和波塔的繼任者戴克拉克（Frederick Willem de Klerk）進行談判，商討重組國家，徹底摒棄種族主義。這兩位政治家於一九九三年共同獲得諾貝爾和平獎。

曼德拉的情形算是不幸中的大幸，因為一九九〇年代末期，病原體結核分枝桿菌（Mycobacterium tuberculosis）演變出具有抗藥性的菌株（尤其發生在囚犯身上），本以為已得到有效控制的疫疾再次對人類形成威脅[1]。

結核病不僅從有歷史記載即伴隨人類，而且早在數萬年前的非洲，就已影響了當時的人科（Hominiden），也就是人類的祖先[2]。我們可以在許多古老文明中找到此病的蹤跡，希波克拉底認為，此病主要發生在十八至三十五歲之間相對年輕的族群身上。十九世紀時，這個也被稱為「肺癆」（phthisis）的疾病不僅引起醫生的注意（也對此感到著迷），還有許多文學家和藝術家也對此病感興趣。結核病最典型的症狀表現是咳嗽以及帶血的痰液。然而，這個典型成圓狀的感染源，結節（Tuberkel）也會影響其他器官，包括消化道、骨骼（骨頭破裂以及導致畸形，就像從埃及和哥倫比亞挖出的秘魯木乃伊那樣），甚至是眼睛也可能受影響[3]。

中世紀時期關於結核病的相關記載相對較少，一部分原因是由於上半時期的醫學文獻水準較低；另則與當時都會化程度較低有關，和瘟疫的情況類似。在那時代為數不多的知名結核病患者之一，是死於一二二六年的方濟各（Francis of Assisi）。中世紀時還曾興起一種「治療方法」，除了救贖痲瘋病人和其他重病患者之外，還包括了肺癆病患者。西元四九六年，首次出現法蘭克國王克洛維斯（Clovis）「王者之撫」的相關描述：這個英語稱為「royal touch」的儀式，是基於以下的想法——當抹上上帝賜予的香膏的國王或王后，只需短暫觸摸病患，即可改善甚至治癒他們。從中世紀開始，數千人聚集在統治者行宮前的大規模活動持續進行，直到近代早期。病患隨著遊行隊伍魚貫走過了抹上香膏的統治者，並被他短暫輕撫。皇室當然會宣傳少數的「成功案例」來宣揚國家有這樣的國王或王后來統治是種福氣，然而史官卻隻字不提那些遭受結核病或其他疾病折磨的老百姓。

根據當時統計，英格蘭的查爾斯二世（於一六六〇年至一六八五年間統治英格蘭，當時正處內戰結束後休養生息期間）在統治期間撫摸過九萬兩千一百零二名患者。而當日撫摸人數最高的紀錄保持者，當屬法國的路易十六，據說他在西元一七七五年六月十四日那天共撫摸了兩千四百名患者[4]。當中可能有些人於十八年後，在巴黎的人群中一邊歡呼一邊看著國王爬上斷頭台。

與梅毒、瘟疫還有特別是霍亂的恐怖症狀相比，肺結核在維多利亞時代被視為一種帶些美感的疾病，且這想法不僅僅存在於英國。許多罹患肺結核病者都十分年輕，他們的臉色會隨著病情加劇益顯蒼白（正好符合當時對美的理想定義），同時又隨著生命尾聲的到來，展現高度創造力。對英國人而言，有一個偉大的作家家族即是如此。帕特里克·勃朗特（Patrick Brontë）是一位鄉下的牧師，他所有孩子，包含女兒安妮（著有《荒野莊園的房客》、《阿格尼斯·格雷》）、艾蜜麗（著有《咆哮山莊》）和夏綠蒂（著有《簡·愛》）都被確認罹患結核病。她們本身不是因結核病過世，就是傳染給下一個人，就像傳給她們的弟弟布蘭威爾（外加酗酒和吸食鴉片）一樣，這些才華橫溢的姐弟們都未能活過四十歲。浪漫主義作家約翰·濟慈（John Keats）則過逝得更早，以二十五歲英年就因結核病入土下葬。次年，他兒時的朋友作家雪萊（Percy Shelley）也去世了，享年二十九歲，儘管死因非結核病。他是在一次出海航行時失足淹死的，一種使人聯想到自殺的意外。

無人能比西蒙內塔（Simonetta Vespucci）更能體現那種年輕結核病人的理想美，一種極富爭議的美。她的名字可能不是廣為人知，然而她的臉蛋卻是家喻戶曉。這位年輕女子生於一四五三年的一個貴族家庭，被當時的人認為是佛羅倫斯的「美女」，她曾多次擔任畫家波提切利（Botticelli）的模特兒，其中最有名的即是關於維納斯的畫作。她留著紅金色的秀髮，皮膚白皙，雙頰紅潤。直到一四七六年四月二十三歲香消玉殞的她，都還一直保持著美麗的容顏。四百多年後有另一位藝術家也將一位結核病患者的脆弱之美化為永恆。她也很漂亮，不過還是個孩子，就如畫作的標題《病童》（*Det Syke Barn*）一樣。愛德華・孟克畫中描繪他十五歲的妹妹約翰娜・索菲（Johanne Sophie）臨終前的剎那。人們可以看見女孩的痛苦：她直坐在床上，努力將空氣吸入已被結節挖空並充滿液體的肺裡。一位可能是他們母親的年長女人，垂頭喪氣地坐在一旁，滿是悲傷。就孟克的表達方式來說，因結核病而死對於患者以及親屬而言，既沒有「靈氣」，也毫無「美感」可言。

同時，在病患變得消瘦和成「癆」之前的早期階段即確診是結核病，在當時對醫生來說還是一項艱鉅的任務。康拉德・威廉・倫琴（Conrad Wilhelm Röntgen）直到一八九五年才發現X光。人們不斷完善X光線以及現代的成像過程，使得二十世紀時除了採用結核菌素皮膚試驗以外，還有了獲得可靠診斷結果的可能，並且隨著有效藥物的出現，得以儘早下藥治療。由於人們努力想聽出（因為看不到）肺部是否有病變，所以聽診器在兩百多年前問世，並成為醫學的象徵。

那是一位名叫雷奈克（René-Théophile-Hyacinthe Laennec）的年輕醫生，早在求學時代就已看到診斷結核病的重要性。當時他在巴黎師從畢夏特（Xavier Bichat），為公認的組織學（Histologie）創始人。雷奈克就讀第二年時，他也因肺結核去世，得年三十歲。另外一位重視診斷的醫生是科維薩特（Jean-Nicolas Corvisart），他不僅提倡聽心臟（將耳朵直接放在病人的胸廓心臟部位），而且還倡導由奧地利醫生奧恩布魯格（Johann Leopold Auenbrugger）首先提出的敲擊肺部方法。有經驗的醫生可以藉共振回應，判斷肺部是否充滿液體以及在哪個部位（肺葉）。但是雷奈克找出一個更好的方法，不過也許只是一個傳說。他曾在羅浮宮附近看見幾個男孩在玩樹枝，其中一個男孩把樹枝放在耳朵上，另一個男孩用指甲劃了另一端，而雷奈克從孩子的反應發現，通過木柴傳遞比站在男孩旁，更能聽見刮擦聲，顯然木材比空氣更能傳導聲音。不久之後，大約是一八一六年的秋天，雷奈克將此經驗應用於醫學實務上。當時他有位年輕女病人，不僅過重還罹患心臟病，雷奈克發現自己不適合將耳朵貼在女人胸口，而且也懷疑以她的身材來說他是否能聽見任何聲音：「她巨大的乳房是這種方法的實體障礙。」於是雷奈克想了個方法：「我將一張紙緊緊捲成圓柱體，一端放在她心臟的區域，另一端貼在耳朵上。當發現那與直接將耳朵貼在胸口相比，更能聽到清晰的心跳時，我又驚又喜。我那時想，這種方式將使我們不僅可以判斷心跳的類型，還可以判斷由胸腔器官運動引發的任何特定噪音。」雷奈克立刻開始嘗試各式材料，最終決定使用長約二十五公分，直徑三公分的木管，可以拆解並隨身攜帶，而聽筒的部分則由金屬製成。一八一八年雷奈克在巴黎的科學院會議上展示了他稱之為聽診器（Stethoskop）的器具。次年，他發表了上下兩卷的《論間接聽力診治法及主要運用這種新手段探索心肺疾病》（*Traité de l'auscultation médiate et des maladies des poumons et du coeur*）。他主要將新儀器使用在聽診肺結核患者的肺部，並區分結核洞、肺炎和肺氣腫等其他肺部疾病[5]。

維吉尼亞・伊麗莎・克萊姆（Virginia Eliza Clemm）是當時一位肺結核病人，她的丈夫用不朽的話語來表達自己對她早逝的感傷，最後成了英語文學的偉大著作。她嫁給自己堂兄時年僅十三歲（結婚證書說她二十一歲），新郎是當時二十七歲的作家埃德加・愛倫・坡（Edgar Allan Poe）。兩人的婚姻關係充滿溫情與愛意，不過他們彼此是否一開始即有性關係值得懷疑。這位抑鬱寡歡的詩人窮極一生都受經濟問題困擾，而且患有肺結核。他在維吉尼亞以及母親瑪麗亞身上找到依靠，她們也都呵護、照顧他。這位蒼白纖弱的年輕女子帶有天使般的氣息，當她於一八四二年一月的一個晚上（當時她十九歲）彈著鋼琴時，突然有血從嘴角流出，愛倫・坡當場震驚不已，接下來的兩個星期她的情況時好時壞，在生死間徘徊不定，愛倫・坡為此完全崩潰。根據他的傳記，他與維吉尼亞的婚姻賦予了自己心靈空前的穩定感，使自己遠離酒瓶，得以全心創作發揮。每當人們談到她可能會死時，一對曾到訪的夫婦表示：「那會讓他『完全』失去理性。」[6]愛倫・坡與妻子兩人又相守了五年，直到維吉尼亞於一八四七年一月三十日去世。維吉尼亞．坡唯一被確認的畫像是一幅她躺在病床上的肖像。在愛倫．坡的作品中，思念死去伴侶而消瘦的主題反覆出現，如在《安娜貝爾．李》（*Annabel Lee*）和《萊諾爾》（*Lenore*）皆看得到。後者甚至寫道：「沒有什麼比她如此年輕的死更高貴了。」愛倫．坡最著名的作品《烏鴉》（*The Raven*）寫於妻子維吉尼亞去世前兩年，靈感可能來自她的病情以及即將死別的前景。這首詩講述了一隻烏鴉的夜行經歷，牠以「逝者已矣！」（Nevermore）殘酷地回應了敘述者對故人的想念。愛倫．坡最後只比維吉尼亞多倖存了兩年多。

也許湯馬斯．曼於一九二四年出版的小說《魔山》是與結核病相關描述中最著名的文學作品。故事背景發生在十九世紀下半葉一間位於瑞士的療養院，當時民間盛行療養，相關產業尤其是在瑞士蓬勃發展，其基本想法就是讓潔淨的山區空氣緩解疾病。湯馬斯．曼在一九一二年藉停留在達沃斯（Davos）的期間體驗了療養院的運作，正如一百年後的一篇新聞報導描述：「達沃斯當地居民有一萬一千名，但是床位有兩萬張。如果不是二十世紀初造成歐洲每七例死亡即有一例死因是肺結核病的話，這座歐洲最高的城市就不會擴張成這麼大的市鎮。達沃斯當時被認為是唯一可以治癒這種疾病的地方。一位俄羅斯病人曾在信中寫道：『達沃斯是希望的搖籃，是死亡和重生的山谷。』湯馬斯・曼的妻子凱洽・曼（Katia Mann）因為被診斷出患有急性肺尖炎（Lungenspitzkatarrh）所以來到達沃斯，那在當時被認為是初期結核病。」[7]

羅伯特・科赫於一八八二年從顯微鏡下辨識出結核病病原體。他在同年三月二十四日於柏林的一次醫學研討會上，公開宣布了十九世紀後期細菌學黃金時代最偉大的發現，所以人們將每年的世界結核日定在這一天，目的是使人們記得結核病。直到今日它在許多地方仍然是一種流行病，也是對社會的一項挑戰。專家估計幾乎有三分之一的人類感染此種病原體，然而幸運的是那不等同於開放性的感染，受感染者不會生病也不會傳染。愛滋病的出現使這個疾病的病例從一九八〇年代開始提高。由於病原體已經對鏈黴素（Streptomycin）等曾經過驗證的藥物產生抗藥性，因此治療變得更加困難。它從來都不是個美麗的疾病，而是一直都很殘酷。「我想死於肺癆，因為那些女士們就會說：看看可憐的拜倫，他死的模樣好有趣。」[8]這是偉大的浪漫主義詩人拜倫（Lord Byron）的話，那是一種十九世紀對這疾病的一種非理性的美化，同時混入了他個人的生動想像。

希特勒／疑病症者

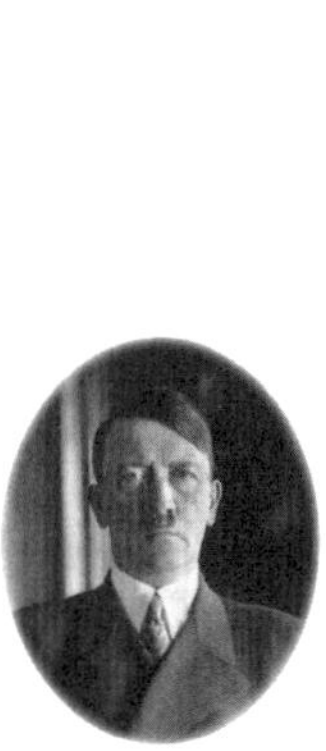

一九三〇年代人們將位於西波美拉尼亞（Vorpommern）帕澤瓦爾克（Pasewalk）市的一家軍醫院改建成紀念館。館中央有座大廳，可讓訪客以肅穆之情進入參觀。訪客進入後的目光會自動落在一座人像的胸前，此君家喻戶曉，胸前刻有：「於是我決定成為一名政治家」。

希特勒於一九二四年出版的的小冊子《我的奮鬥》（*Mein Kampf*），是一本混合回憶（雖然當時他才三十五歲）以及表達意識形態的書。書中提到，他在第一次世界大戰的最後幾週，在這家軍醫院有了政治「覺醒經歷」。他如此描述了自己的戰爭經歷：「十月十三日傍晚，我們在維爾維克（Wervick）南邊的山坡上陷入敵軍毒氣榴彈的襲擊長達數小時，威力時大時小，持續了整晚。將近午夜時，我軍部分人已離開前線，包括幾位永別的同袍。到了清晨，我也感到一陣一陣的疼痛，大約早上七點時，我還跌跌撞撞地回來報告戰情。幾個小時後，我的雙眼就像燒起來般發燙，陷入一片漆黑，然後被送到西波美拉尼亞的帕澤瓦爾克的軍醫院，並在那裡目睹了本世紀最大的暴行。」[1]

對於希特勒而言，「暴行」指的是那場導致霍亨索倫君主制終結，同時為威瑪共和國鋪路的革命。希特勒瞧不起威瑪共和國，他在回憶錄中將自己從兼職畫家轉變成政治人物的舉動，解釋成是為了邁上結束這個共和國的漫長旅途，不幸的是他也於一九三三年達成。

人們對希特勒在一次大戰最後幾週失明的原因十分感興趣，就像對他一生中的許多其他細節一樣進行了分析與討論。有一種說法是他得到的是所謂的歇斯底里失明（hysterische Erblindung），基本上那也符合希特勒的個性，只是沒有任何證據。杜賓根大學的的眼科醫生，羅爾巴赫（Jens Martin Rohrbach）教授專門研究國家社會主義時期的醫學，他認為當時釋放的毒氣是有可能灼傷眼睛表面：「總之，從眼科的觀點來看，無法證明第一次世界大戰期間希特勒得的是『歇斯底里失明』。而且迄今為止，也沒有任何作者能夠提出支持『歇斯底里症』的有效證據。希特勒從一九一八年的十月十四日起，確實有數天到數週是失明的，且是因芥子毒氣引發的毒性結膜炎（toxischen Konjunktivitis），導致短暫但極嚴重的眼瞼痙攣（Blepharospasmus）。」[2]

希特勒眼疾的狀況在帕澤瓦爾克時逐漸好轉，根據他自己的陳述，當時的他對完全康復已不抱希望：「在治療過程中情況改善許多，所以出院時我已經可以閱讀報紙標題，但是我對於有一天能詳讀報紙，甚至正常閱讀卻不抱希望。有鑑於我的職業需要最好的眼睛，所以當時被認定不具備工作能力。」[3]

希特勒因為政治動盪而情緒低落，不過考量到他會隱瞞實情，我們也應謹慎考量他所描述的情緒。他不再想成為建築師或藝術家，而是發現自己有煽動群眾的才能。過了不久，他就在慕尼黑成為右派民族主義者中的明星演說家。儘管他可能對受傷一事過於戲劇化，但他的眼疾的確讓他放棄繪畫，轉而從政。羅爾巴赫如此描述了希特勒職業生涯中這個致命轉折點：「希特勒和納粹體系只要能達到宣傳目的，就會扭曲真理。如果人們相信他的陳述，就不會只有眼科醫生在意，若希特勒在『奪權』的十五年前視力沒有喪失，是否就不會存在納粹德國的這個假設了。儘管其他各宗解釋也合乎情理，但認為一個在世界大戰的士兵，因為自身受到無大礙的眼部外傷，進而對世界歷史產生徹底的、戲劇性的影響，這樣的觀點其實並不為過。」[4]

短暫的失明似乎是希特勒傳記中唯一與疾病相關的事件，且讓人們希望能將其作為決定歷史的因素。無數傳記作者、歷史學家以及精神病學家和心理分析師都想研究出造就希特勒成為如此特殊人物的原因。然而包括精神疾病的診斷結果，沒有任何原因能夠解釋希特勒的殘忍手段，無論人們如何解讀他一生各項醫學事證，都無法說明他的種族仇恨以及狂熱的意識形態從何而來。一九四四年七月二十日，密謀刺殺者聲稱在希特勒身上看到了邪惡的化身，他似乎不需要有任何心理或身體上的痛苦刺激來開啟大屠殺和世界大戰。

希特勒的病歷史實際上是由歷史學家埃伯勒（Henrik Eberle）和諾伊曼（Hans Joachim Neumann）醫生在幾年前根據當時留下的文獻所創建的，特別是來自希特勒的私人醫生莫雷爾（Theodor Morell）[5]的紀錄。看似如此一般的紀錄，卻像是漢娜·鄂蘭（Hannah Arendt）所說的「平庸之惡」（Banalität des Bösen），影響了醫學分析。

希特勒喜歡談論自己以及他的「奮鬥」，卻對自己的祖先絕口不提，所以人們猜測他父親可能是私生子。甚至有人揣測希特勒的祖母曾被自己的猶太雇主性侵。可以確定的是，在他奧地利家鄉附近的那帶森林，近親婚姻以及生育是很普遍的。希特勒的皮膚病和濕疹問題可能是遺傳得來的，但是我們在希特勒身上看不出有因近親繁殖而常見的精神缺陷之跡象。他本人深信自己的境遇不是受他自己藐視的祖先所影響，而是天意造成。當被問及為何不自組家庭時，他回答說：「我認為天才的後代通常在世界上都不太好過……此外，他們經常是呆子。」6

希特勒在童年期間除了九歲時曾罹患猩紅熱，其餘時間沒有得過任何重病，然而死亡卻是他家族裡的常客。他的母親有九個兄弟姐妹，其中七個在童年時期即已過世，而死亡也奪走了希特勒自己的兄弟姐妹。他有兩個哥哥出生幾個月後即夭折，一個小他三歲的弟弟也在出生後幾天去世。他還親眼目睹另一個弟弟埃德蒙（Edmund）的命運，他在六歲時死於麻疹，而當時十一歲的希特勒十分難過。只有他出生於一九〇〇年的妹妹寶拉（Paula）活到成年，並於一九六〇年在貝希特斯加登（Berchtesgaden）逝世，地點就位於希特勒曾經在上薩爾斯堡（Obersalzberg）的居所附近。年輕時的希特勒經歷了一連串的命運打擊，他的父親於一九〇三年去世，他生前是一個無情且脾氣暴躁之人，而母親於一九〇七年因乳腺癌去世，則對希特勒造成了更大的創傷。

一連串的死亡使希特勒相信自己也會在壯年時就撒手離去，也許這是為什麼希特勒堅持要在一九三九年就發動戰爭，那一年大家盛大慶祝他五十歲的生日，或許提醒了他自己的影響力可能無法持久。如果不是怕早逝，他可能會聽自己將軍們的話（他們認為一九三九年時德國還沒有為戰爭做好準備），並且可能等到一九四三／四五年左右才開始展開侵略行動。

根據希特勒的自述，他在少年時期曾患過嚴重的肺疾。他當時的朋友庫比塞克（August Kubizek）也記得那段時間：「他的健康狀況非常糟糕。在林茨（Linz）每到多霧潮濕的冬季時，他就必須非常小心……他時常咳嗽，肺功能很弱。」[7]無論當時希特勒罹患的是何種肺病，都足以讓奧地利的軍醫在一九一四年初進行醫檢時，確認他不適合入伍。幾個月後，希特勒以及許多人都支持並且歡呼戰爭爆發，他也自願投效巴伐利亞軍隊並被接納。

他在西線的那段時日，是傳記作者對希特勒性行為有眾多猜測的時期。從所謂的同性戀到無性戀等各式臆測皆有，從他沒和其他同袍一起去過妓院，到完全相反的說法，表示他被妓女傳染梅毒等各式傳聞也都出現過。這些描述雖然聽起來趣味盎然，卻都缺乏甚至毫無證據可言。不過前線衛生條件極差的經歷的確在他身上烙下深印，導致他後來一生都有怕被感染的恐懼症。希特勒從不接待任何正患有感冒的訪客，不斷洗手也成為他一種固定且幾乎成癮的習慣。

希特勒在政治崛起過程中以及「奪權」之後，聲音一直是他最重要的武器。早年在慕尼黑煽動人群時，他就意識到自己的修辭天賦。憑藉著聳動的言語和戲劇式的表達，希特勒總能吸引許多好奇的聽眾，無論是一開始在啤酒館發表言論，到後來競選活動時的廣場上，尤其是在一九二八年和一九三二年這兩個關鍵年度，納粹黨最後成為國會中最強大的政黨之時。他在一九三二年的兩場國會以及總統選舉時，有時需搭乘Ju-52運輸機在一天內抵達各城市發表超過十場以上的政見，且作為一位總理以及「領袖」（Führer），他必須出席各項會議，其中最重要的莫過於在紐倫堡舉行的黨代表大會，所以一旦他的聲音有出現任何問題的跡象，希特勒總會非常擔心。一九三五年初，他的聲音持續出現嘶啞狀況，這對於希特勒而言，無異是場災難，因為他知道腓特烈三世的命運對德國歷史造成不可預見的轉變。

希特勒一直有疑病症，他懷疑自己有類似霍亨索倫家族近親繁殖造成的遺傳疾病。當時美國大使的女兒是位蘇聯間諜，希特勒可能得癌症的消息甚至傳到了史達林耳裡。不過希特勒有一位醫術精湛的專科醫師，可以迅速解除他的憂慮。馮．艾肯（Carl Otto Von Eicken）教授是位具有國際聲譽的醫生，他當時在柏林的夏禮特醫院擔任耳鼻喉科的主任，也曾在一九三六年於柏林主辦了國際耳鼻喉科大會。馮．艾肯在希特勒的右聲帶上發現了一塊瘜肉，並於一九三五年五月二十三日在希特勒的私人寓所裡，在一名護士協助下進行了切除手術。手術沒有發生併發症，且診斷結果為良性，狀況比那只有當了九十九天的皇帝好得多。希特勒聽從了馮．艾肯的建議，妥善保養自己的嗓子一段時間，直到夏季尾聲的納粹黨代會，他那令人熟悉的聲音才又出現。

馮．艾肯再次見到希特勒已經是九年後的事了。那是一九四四年的秋天，這位專科醫師前往希特勒在東普魯士別稱狼穴（Wolfsschanze）的總部拜訪他。希特勒在七月二十日當地發動的暗殺行動中得以倖存，只有兩個耳膜震破以及一些無礙的外傷。馮．艾肯前去治療希特勒的鼻竇炎（Sinusitis），也意外發現了另一個約兩公分大小的瘜肉。他後來於十一月二十二日在柏林的總理府幫希特勒切除了這塊瘜肉，當時蘇聯紅軍距離狼穴已經不遠了。一九四四年十二月三十日，是這位耳鼻喉專科醫生最後一次看到他的病人，這次是在位於陶努斯（Taunus）的總部進行，希特勒在那裡指導德軍在亞爾丁地區（Ardennen）發動最後一次攻勢。這位醫生對這位獨裁者的整體判斷值得玩味：馮．艾肯驚訝病人「身體無恙」，且看起來「強健而樂觀」[8]。這個評估出自一位經驗豐富的醫生，它與種種推斷希特勒因為戰爭而變得失去理智以及執政能力的假設，完全相反。

一九四四年的歲末，已經無人對戰爭的進程還抱有任何幻想，當時德國四處都像是廢墟一片，距離這位第三帝國的領袖自殺只剩四個月的時間。像馮．艾肯這樣的專家不可能沒有注意到帕金森氏症的症狀，而莫雷爾提供的大量補品、維生素和各類藥劑注射也沒有減損希特勒對外的整體正面印象。不論美國歷史頻道上製作多少只為賺取名氣而掛著類似「向希特勒致敬」（High Hitler）這類標題的偽紀錄片，那類吸毒成癮的獨裁者在吞雲吐霧間下達瘋狂命令的想像是毫無根據的。當希特勒的私人醫生莫雷爾在戰後回憶時（他當時無論如何都沒有理由需要撒謊）表示：「基本上，希特勒從未生病。」[9]

莫雷爾被裝甲指揮官古德里安（Heinz Guderian）形容成一位讓人感到不舒服且肥胖的江湖術士，他在健康評估中並未提及希特勒有反覆出現的腸道問題，我們今日稱為腸激躁症（irritables Kolon），也未說到他在一九四一年首次出現疑似帕金森氏症的現象。當時希特勒的左臂開始會發抖，因此當他出席公共場合時，左手必須與右手緊握。正如我們對一個長期生活在壓力下的人不會感到意外的，希特勒還患有高血壓，以及因高血壓造成的冠狀動脈硬化（Sklerose der Herzkranzgefäße），他與兩位對手史達林和羅斯福都有相同的問題。暫且不管莫雷爾的看法以及馮．艾肯的觀察，戰爭歲月的確也損害了希特勒的健康。一位曾多次診治他的外科醫生，馮．哈塞爾巴赫（Hanskarl von Hasselbach）在戰後表示：「直到一九四〇年，希特勒看起來都比實際年齡輕，但是在那之後他就加速衰老。到了一九四三年他看起來與年齡相符，但之後又明顯快速老化。」[10]

希特勒在攝於一九四五年三月二十二日的最後一部影片裡，他表揚年輕人，並在其中幾個人的臉頰上輕拍了幾下，即使他彎著腰身的樣子看上去有些年紀，顫抖的左手置在背後，也不足以證明他身體衰弱。今天當我們看著這個影片時，讓我們驚訝的不是他的外表，而是那些力抗蘇聯坦克的孩子以及他們對媒體訪問的回答。那一張張蒼白的臉，尚未冒出任何鬍鬚，感覺就像這位帶著大家走向歧途的領導者的毀滅性巨作。表揚儀式後他又回到自己的防空洞裡，任這些少年兵隨命運擺布。他個人的命運早已讓成千上萬人成為集中營以及戰場上的受害者，沒有任何的醫學診斷可以減輕歷史對他的評斷。在埃伯勒和諾伊曼那本值得一讀的書中，他們提出了最終的醫學證明：「針對希特勒是否生病的回答如下：納粹黨的領導暨德意志帝國的總理大臣以及國防軍總司令，身體健康而且具備理性思考能力。」[11]

富蘭克林・羅斯福

病危雅爾達

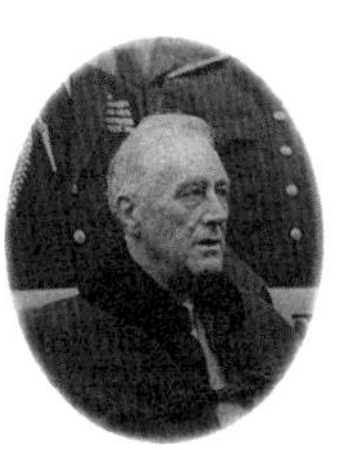

美國的民主傳統有其強處，尤其是在危機時刻，因為即使在戰爭時期美國依舊會維持選舉制度。相較之下，英國這個西方民主的起源國在一九三九年至一九四五年的二次世界大戰期間，未舉行任何公民投票，而是由保守黨和工黨在議會自組聯合政府。直到戰爭結束以及納粹德國於一九四五年五月投降之後，英國才再度舉行大選，然而選戰結果對於當時的首相邱吉爾實為一大打擊，選民似乎對他領導政府渡過二戰毫無感謝之情，而讓對手工黨贏得多數，迫使他必須下台。

美國即使在一八六四年秋天內戰悲劇達到頂峰之時，也還是如期舉行了國會以及總統的選舉，至少是在當時自稱為美國的北部聯邦地區，而擁有奴隸的南部各州則不顧公民的意願，所以許多歷史學家公認最偉大的總統林肯（Abraham Lincoln）得以在那年秋天連任總統，只不過他的第二個任期因為一八六五年四月十四日的暗殺事件，只維持了數星期而已。

一九四一年十二月七日，日本對美國珍珠港發動襲擊後，美國加入了第二次世界大戰，希特勒也在四天後向美國宣戰。當時的下一屆總統選舉將於一九四四年十一月舉行，而且無論全球爭奪狀況如何都會如期舉行。不過特別的是當時總統將首次競選第四個任期，而且朝野對此也幾乎沒有任何異議，因為當時的富蘭克林・德拉諾・羅斯福（Franklin Delano Roosevelt）總統早已在一九四〇年十一月時就打破了一個可以追溯到首任元首華盛頓總統定下來的神聖傳統，也就是只允許連任一次的慣例。羅斯福於一九四〇年成功連任當選第三次[1]，而當他在一九四四年競選再次連任時，與前一次的差別是他的健康狀況實在令人堪憂，他的身體狀況無法承受在戰爭中再擔任四年總統的巨大壓力。

從醫學的角度而言，這位美國人喜歡以「FDR」簡稱的總統算是在所有美國總統中獨一無二的。西方民主國家中沒有任何一位重要政治家有比富蘭克林・羅斯福更嚴重的身障問題[2]。一八八二年，這位獨生子出生於紐約哈德遜河谷的一個富裕家庭，也是公認的民主黨明日之星。他曾獲威爾遜（Woodrow Wilson）總統任命為海軍助理部長，一九二〇年，羅斯福以三十八歲年輕政治家的身分成為副總統候選人。一次世界大戰結束後，由於許多人民對時局深感失望，再加上以掩蓋威爾遜生病來作競選的策略證明無效，因此共和黨的總統候選人沃倫・哈丁（Warren Harding）贏得大選。然而羅斯福也被公認會是下個入主白宮之人。

之後，他的人生卻遭遇了嚴重的打擊，他罹患了一種疾病，一種自數十年來法律規定必須接受疫苗接種，所以使得今日在工業化國家中已變得罕見的疾病。一九二一年八月，羅斯福參加紐約童子軍的夏令營，那次訪問的照片是他還能夠直挺挺站好的最後紀錄。幾天後，羅斯福如同過往的每個夏天一樣，在靠近加拿大邊境的坎波貝洛島（Campobello Island）渡假。當他從海裡游泳回來後（當時曾感到異常寒冷），就疲憊地躺在床上休息，他的妻子伊莉諾（Eleanor）和孩子們自行用了晚餐。第二天早晨，他發現首先是左腿，然後是右腿無法移動。托馬斯・基恩（Thomas Keen）是位外科醫生，也曾為幾位美國總統看診，他當時剛好在附近度假，所以被請到島上。他診斷出羅斯福椎管內有血塊，同時他按摩僵硬雙腿的治療法對羅斯福帶來了極大的痛楚。接著羅斯福的病情惡化，除了發燒以外還無法控制膀胱，腸道也出了狀況。來自波士頓的脊髓灰質炎專家洛夫特（Robert W. Lovett）醫師診斷後認定羅斯福罹患了脊髓灰質炎（Kinderlähmung，俗稱小兒麻痺症），這對當事人以及他的家人無疑是晴天霹靂的消息，從有著璀璨前程的權勢身分，轉變成一個必須被照顧的殘疾人士。

為了不讓記者馬上得知這位政治家的病情，所有消息都被封鎖，接著羅斯福被送往紐約並在接下來的幾個月都在那裡接受治療。雖然幾個發病症狀皆已緩解，他的雙腿依然無法動彈，我們也無法了解他個人在確診後的心境變化。羅斯福的政治生涯看似結束了，畢竟在那之前無論是在美國或任何其他國家，都從未有過坐在輪椅上的政治家。羅斯福的雙腿因肌肉無力而變得異常瘦弱，他試著戴上重約五十公斤的金屬固定支架，然後一手勾著助手或是兒子的手臂，不畏艱難地練習緩步前進。他找回了戰鬥力。

羅斯福很快恢復了從政事業，一九二八年他在故鄉紐約州當選州長。那是繁華瘋狂二〇年代（Roaring Twenties）的最後一個無憂之年，一切欣欣向榮，也興起了美式生活（American way of life），消費變成生活品質的代表，也是一個汽車以及娛樂業興起的爵士時代。一九二九年秋天，華爾街崩盤席捲全球，每當這個資本主義中心陷入危機時，整個世界也都會連帶遭受重創。大蕭條的時代開始，共和黨總統胡佛（Herbert Hoover）領導下的美國政府對於如何帶領這個國家擺脫危機，似乎毫無對策，而且無視人民的困難與需求，所以一九三二年十一月，大多數選民轉向那位克服自身危機的人。這位出生上流社會、擁有特權之人，有了與其他小兒麻痺症患者的接觸和經歷後（尤其是在喬治亞州溫泉鎮〔Warm Spings〕由他創立開設的水療中心），突然對人類的苦難以及社會危難產生從未有過的感覺，一種在他生病前都不曾經歷過的感覺。

羅斯福在競選活動上總是充滿樂觀與信心，鼓舞了當時面對悲慘境況的民眾，給予他們勇氣，他的競選場子上總會播放《歡樂的時光再次到來》這首曲子。相較於今日新聞媒體二十四小時不間斷轉播新聞，狗仔式的聳動報導，和真假信息被部落客與社交媒體即時散播，當時的媒體相對來說十分自制。突顯羅斯福身障的影像極少，當他辛苦地靠在兒子或助手的手臂上，用步行裝置滿頭大汗、一步一步登上舞台或講台時，新聞攝影機就會停止拍攝。許多美國人在這次競選活動以及隨後的十二年裡，幾乎沒有意識到他們總統的行動能力嚴重受限。根據當時人們的認知，他就只是個不良於行的跛腳之人。

羅斯福手中並沒有克服經濟危機的靈丹妙藥，但他展開一連串政府干預政策以及歷史上被稱為新政（New deal）的創造就業計劃。有些措施立竿見影，有些則毫無效果，一直到了第二次世界大戰爆發時，美國才達到全民就業。然而羅斯福的政治才能主要在於他對大眾心理層面的拿捏，一九三三年三月四日的就職演說上，他留下了「我們唯一需要恐懼的就是恐懼本身。」[3]這句名言，也為未來治理方向定下了基調。

從一九四〇年春天開始，他所屬的民主黨和友善媒體精心策劃宣傳活動，「懇求」羅斯福因應歐洲戰事繼續擔當總統的重任。羅斯福以很典型的政治方式表示自己難以成全此「懇求」，並且提出告別政壇的想法。一九四〇年七月，民主黨黨大會在芝加哥召開，最後變成了勸進總統的戲碼，尤其是於七月十六日在芝加哥體育場演出的鬧劇，可以說是美國政黨代表大會史上最令人反感的黨大會宣言之一。

任何一位視羅斯福為有獨裁傾向的對手之人，都會認為黨代表大會演出的戲證實了自己的想法，那戲路和其他當時的暴君出席自己黨大會的儀式如出一轍，無論是在莫斯科、羅馬或是紐倫堡，計劃的一部分都是讓群眾鼓譟激情。而在芝加哥則是出現「自發的」民意，只不過剛好符合了黨內人士預設的偏好。黨代表大會舉行的當天，已經事先佈置在體育場地下室的揚聲器引發了一場經過精心策畫的群眾歇斯底里，湯姆・加里（Tom Garry）是污水管理局局長，他喊著：「我們需要羅斯福！黨需要羅斯福！全世界都需要羅斯福！」接下來的五十三分鐘會場上的群眾應和著揚聲器的聲音，群眾又接著喊「羅斯福！羅斯福！羅斯福！」，並開始遊行呼喊。當然，體育館裡的風琴也彈起一九三二年大選時的主題曲《歡樂的時光再次到來》，一名與會者對這個由汙水管理局局長帶起的大型演出特別有感，感覺像重溫了故鄉的珍貴儀式，他是當時正值壯年的蘇聯外交官安德烈・格羅米科（Andrei Gromyko）。有將近四十年的時間他代表著蘇聯外交陰暗的那一面，直到他被蘇聯最後一任政黨領導人戈巴契夫（Mikhail Gorbachev）降為象徵性的蘇聯總統。格羅米科當時印象深刻，寫道：「我們必須假設所有這些尖叫都是為民主黨來的，不過無法聽清楚這些吼叫，因為聽起來像是地震正在逼近。……除了尖叫與各種混亂之外，每當出現羅斯福這個名字時，就很容易聽到狂喜的尖叫聲。」[4]

當時反對派提出「沒有人能好到三次」——一句有著雙重意義的警告，但是未引起大眾的迴響，因為許多美國人不願在「急流中（美國尚未參與的二戰）換馬」，避免陷入困境。羅斯福於一九四〇年十一月四日成為第一位統治美國超過八年的總統，而四年後，無論是群眾或是大多數媒體，都毫無疑慮地認為總統可以完成他的工作。一九四四年夏天，美國及盟國顯然已經踏在勝利的道路上，日本人在太平洋地區已節節敗退，他們曾經傲視群雄的海軍已被擊沉了好幾次。而在歐洲，盟軍於六月六日的登陸日（**D-Day**）後，從諾曼第逐一解放被納粹德國占領的西歐，同時紅軍也衝破德軍東部戰線逼近柏林。只是羅斯福總統自己已不復戰爭開始時的模樣。

美國《生活》（*Life*）雜誌在一九四四年七月三十一日的發行版中，有一張照片震驚了許多讀者。這張照片是在一個軍事基地拍攝，照片上羅斯福總統坐在一張架著麥克風的桌子後面，他看上去與過去那些典型且具有高識別度的模樣完全不同，過去照片上的他總是露出燦爛的笑容，嘴唇間含著菸嘴，並有著狹長豐厚的下巴，而雜誌上那個人似乎與這位有著超凡魅力者毫無相似之處。羅斯福的雙頰凹陷而且看起來十分蒼老，他的嘴半張著，目光渙散，淡色西裝在瘦弱的身體上顯得空飄飄的，褲子下的腿就像是不見了一樣。僅有少數影像存檔可清晰看見他那因為脊髓灰質炎而導致的消瘦肌肉。總統整個下垂的樣子讓人感覺他似乎隨時會倒地，顯示他身體急速衰退中。照片右半部的家庭成員，包含穿著上校軍服的兒子詹姆斯、他的妻子以及弟弟約翰，他們的臉色陰鬱，即便說是像在葬禮上都不為過。

這張由《生活》雜誌攝影師喬治·斯卡丁（George Skadding）拍攝的照片引起白宮各單位的緊張。羅斯福的發言人史蒂夫·埃里爾（Steve Early）將近十二年來負責從府內傳出好消息，他在總統祕書格蕾絲·塔利（Grace Tully）前發火怒吼：「我太失望了。這是我看過總統接受任命演說照片之後的新低點。我不知道是斯卡丁還是他的相機或是鏡頭出了問題，反正就是有問題。現在造謠者肯定努力散布與總統健康相關的謠言。」─（事後推測，這應該是和《生活》主編的電話內容）[5]

無論是斯卡丁還是他的相機其實都沒問題，只是人們從這一刻起再也無法相信埃里爾以及羅斯福其他親信所稱的真實、誠信與坦白，一樣有問題的是斯卡丁影像上的主角。這是白宮全面封鎖與否認機制的首次失敗，這種機制一直存在，並且對所有總統來說都是高度敏感的問題。更糟糕的是，該雜誌在這張不妥的照片前幾頁，印了一張羅斯福私人醫生羅斯・麥克因泰爾（Ross McIntire）的照片，他是一位海軍上將。文中表示麥克因泰爾對總統的診斷報告以及預判都感到放心（顯然與羅斯福的樣貌形成鮮明對比），總統除了偶爾因為年紀增長會出現的疲勞症狀以外，只患有鼻竇炎。此外，麥克因泰爾被描述為一名有能力的耳鼻喉科醫生，他讓六十二歲的總統保持最佳健康狀態。文章最後總結說，總統在他的第三任期尾聲還要進行很多艱難工作，麥克因泰爾將確保他的身體能處在應對挑戰所需的最佳狀態中。

《生活》雜誌介紹麥克因泰爾以及他對總統的主要職責，卻未描述如何解決問題，反而道出一個可能的原因——這位醫生的能力無法應對羅斯福在這段戰爭時期的身心發展。在這世界歷史的關鍵時期，麥克因泰爾甚至沒有意識到一個疾病會造成的嚴重影響，甚至，即使檢查結果都已出爐，他還是竭盡所能地掩蓋事實。他無疑是從一位醫生那裡獲得了專業協助，而這位醫生曾有過對公眾撒謊的特別經驗。那就是羅斯福自擔任紐約州州長後最親密的朋友之一，一位熟悉白宮運作方式的軍醫——海軍上將格雷森。他在前面章節曾經出現過，當威爾遜總統於一九一九年十月嚴重中風時，格雷森與當時的第一夫人伊迪絲．威爾遜以及總統的私人祕書這個「鐵三角」，他們有系統地欺騙了美國人，隱瞞早已喪失執政能力的總統狀況，雖然他們沒有妨礙政府運作，但卻阻礙了適當的執行。

也是這位格雷森醫生在羅斯福一九三三年三月上任後不久，向他推薦麥克因泰爾成為他的私人醫生。這項工作基本上很簡單：每天早晚一次探訪羅斯福，詢問他感覺身體狀況如何。麥克因泰爾把會診描述成醫生與病患間極為輕鬆的固定行程：「上午八點三十分我會將車停在白宮前，走去總統臥室探望。既沒有溫度計也不需要聽診器；既不想被測量脈搏，也不想被檢查舌頭，且很少提出問題。我會找張舒服的椅子等到他們用完早餐以及看完報紙。」[6]總統出差時，麥克因泰爾也幾乎都會隨行。他不太處理自己專業項目以外的症狀，而羅斯福也很少抱怨自己的病徵，所以麥克因泰爾似乎很少對總統進行全身檢查或是請其他同行進行。羅斯福是位大菸槍，醫生也不太勸總統戒掉這個有損健康的習慣。

當《生活》雜誌的照片出現時，羅斯福的密友圈早已意識到總統的真實健康狀況，因為麥克因泰爾無法處理總統的狀況，而委託其他有能力的醫生參與。一九四四年三月，羅斯福的狀況已經差到難以視而不見。這位從未對自己的健康問題大驚小怪的總統，回答自身感受時也誠實地說：「很痛苦！」當羅斯福在貝塞斯達（Bethesda）的海軍醫院接受檢查時，當時有一位年輕的心臟病專家布魯恩（Howard Bruenn）醫生從X光片上發現病人心臟肥大，尤其是左心室，這明顯是心臟肌肉衰弱的徵兆。羅斯福當時的體重為八十五公斤，由於腿部發育不良，所以過重且分布不均。布魯恩尤其擔心羅斯福的血壓，他的血壓波動很大，有時甚至太高。布魯恩開了毛地黃藥（Digitalis，當時幾乎沒有任何其他能有效治療心臟肌肉衰弱的藥物），並要求總統改變生活方式。他必須減重，而且每天睡眠至少十個小時（以羅斯福的工作量，這很難實現），將吸菸量從每天的三十支減少到五支，並且將晚餐的馬提尼餐前酒減少到一杯的份量。結果布魯恩收到明確的要求：「我被警告要閉嘴，因為不該散播不必要的資訊。」[7]

不出所料，羅斯福在民主黨選舉大會上被提名連任第四屆總統。對於一位新任命的候選人而言，最重要的任務是任命一起競選的副總統人選，然而或許因為他當時身體虛弱，又或是因為生病所以無心參與這個決定，他將這個決定留給他的政黨。來自密蘇里州的參議員哈里．杜魯門（Harry Truman）是芝加哥選舉大會代表最屬意的候選人。杜魯門是一位務實的政治人物，某種意義上代表了美國一般大眾。他是二十世紀所有美國總統中唯一沒有上過大學的人，而且年輕時打過各式零工，之後才開始參政。一九三四年，杜魯門首次當選為參議院議員。他批評「華爾街」和「大企業」，認為他們對美國政治有太大的影響力。他最後接受了代表們的決定，而羅斯福本人在十一月大選之前與杜魯門幾乎沒有直接往來。在少數的一次會議上，這位未來的副總統注意到羅斯福的手顫抖得厲害，喝咖啡時幾乎無法避免會灑出來，而羅斯福認為沒有必要將政府機密透露給這位排行第二的人，因此他沒有告訴杜魯門這個代號「曼哈頓」的高度祕密計劃：它將人類帶入新時代，也就是建造原子彈。

羅斯福三度連任，並於一九四五年一月二十日在傾盆大雨中舉行的簡短儀式上再次宣誓就職，這可以說是最簡陋的就職典禮之一。幾天後，他面臨一項早已無法負荷的任務：飛往雅爾達（Jalta）參加所謂「三巨頭」會面，以共同制訂戰後歐洲和世界秩序。這趟旅程即便是對一個可能更年輕、更健康的人而言都十分辛苦，羅斯福乘坐巡洋艦前往馬爾他，在那個英國殖民地與邱吉爾會面，然後這個西方代表團再登上飛往黑海的飛機。到了克里米亞（Krim）後，在接近零度的溫度下，搭乘敞篷吉普車行駛近六個小時到達雅爾達的會議地點。雅爾達在沙皇時代是一個療養勝地，但明顯受到二戰影響。為期數日的雅爾達會議就像馬拉松賽跑，從一九四五年二月四日一直進行到十一日。所謂影像會說話，在那張著名合照中我們看到一位充滿自信的史達林，一位活耀但也自知英國權力以及影響力有限的邱吉爾，和一位蒼白虛弱的羅斯福。

邱吉爾在去程上也注意到羅斯福總統的健康狀況明顯惡化，但是沒有任何證據可以顯示他在精神方面也和身體一樣有衰退情形發生。然而，對於像邱吉爾的私人醫生莫蘭爵士（Lord Moran）這種專業人士而言，儘管羅斯福在這次會議上沒有意外發生，他也能預料到之後的狀況：「他具備所有腦動脈硬化的症狀，所以我認為他只能再活幾個月。」[8]無論羅斯福當時在雅爾達的精神狀態如何，他在回國後不久，可以腦筋很清楚地就他在談判會議上的表現，進行誠實以及務實的評估：「我並不是說自己談得很好，我說這是我能談到的最好成績。」隨即又沮喪地補充道，「我們無法與史達林達成協議。他打破了每項他在雅爾達所做的承諾。」這可以說是傳奇三巨頭（最後一次）會議的精髓，「雅爾達的問題不在於它是一個糟糕的協議，而是史達林完全置之不理。」[9]

「雅爾達」也成為家喻戶曉的代名詞，它代表了西方世界無法停止蘇維埃的擴張，也無法使全歐洲擺脫獨裁統治。其中波蘭的命運尤其悲慘，這個在一九三九年為了爭取自由而與希特勒進行戰鬥的國家，一個英國和法國也為此向納粹德國宣戰的國家，它在一九四五年並未獲得解放，在外交政策也無法掌控自己命運，而成了圍繞在史達林以及其繼任者所建立的帝國的附屬國之一。最終，波蘭人憑藉罷工運動和一九八〇年成立的「團結工聯」（Solidarnosc），深刻展現了他們的自由意志。他們甚至在那詭譎多變的十年走到盡頭之前，在出現了戈巴契夫、雷根、柴契爾夫人以及來自波蘭的教皇等歷史關鍵人物的時代，戰勝了「雅爾達」。波蘭人、匈牙利人、巴爾幹島人和捷克人以及其他人民，尤其是歐洲最大的民族蘇聯人終於可以享有自由。當年美國、英國、法國及盟國也是因為反對希特勒在這些國家的野蠻行為而發起對抗。

富蘭克林・德拉諾・羅斯福並沒機會親眼看到這場戰爭的結束以及他所努力追求的聯合國成立。他在溫暖的溫泉市休養了幾天，在那裡有幸與溫暖的前情人露西・盧瑟福（Lucy Rutherfurd）在一起，他那比較嚴厲的妻子埃莉諾（Eleanor）更喜歡與常穿男裝的女性朋友們共度閒暇時光。露西請來一位畫家伊麗莎白．舒馬托夫（Elizabeth Shoumatoff）為總統作畫。四月十二日，羅斯福還是一樣耐心地坐著當畫家的模特兒。舒馬托夫注意到總統的臉色並不像往常一樣蒼白，他的臉有了明顯的「血色」，然而她不知道那是高血壓臨界的跡象。下午一點鐘後不久，羅斯福將左手放置腦後，輕聲說道：「我的後腦杓好痛。」這應該是他最後開口說的話，隨後他就昏倒了。幾分鐘後，布魯恩醫師將呼吸困難的總統移到小白宮的臥室裡，並進行了各種注射，但他知道總統發生了什麼事：高血壓導致大腦的大動脈破裂，而腦部大量出血是致命因素。美國第三十二任總統在那動蕩的年代，於下午三點五十五分在至親陪伴下和平地離開了。

羅斯福之死帶來的影響，對歐洲，尤其是德國無疑是一種福氣。總統自上任以來，他的好友兼住在紐約州北部時的鄰居亨利．摩根索（Henry Morgenthau）就一直擔任財政部長，他同時也是摩根索計劃（Morgenthau Plan）的同名主持人，該計劃準備在戰勝德國後將這個曾是歐洲的工業強國變為一個農業國家（而且可能造成數百萬人貧困與死亡）。如果羅斯福能做完第四個任期，我們不確定他是否會接受這個計劃，不過大部分的傳記（常常也是偉大的歌頌）都認為該計劃與他的價值觀不一致。羅斯福本人曾表示，當納粹受到懲罰後，德國在許久之後有機會可以再度成為一個國家，至於他究竟會採用何種方法我們永遠也無法得知，因為羅斯福曾將自己畫成人面獅身，一個不讓別人看到自己手上握有哪些牌的政治人物。後來是新任總統杜魯門無法認同這種接近種族滅絕的報復計劃。幸運的是，德國和歐洲其他經濟蕭條國家要面對的對象以及同名計劃不是摩根索，而是杜魯門的外交部長，以及以他命名的計劃創始人喬治．馬歇爾（George C. Marshall）。杜魯門並不特別喜歡的摩根索也於一九四五年七月二十二日辭去了美國財政部長的職務。

羅斯福的長時間任期和總統們因精力耗竭而生病數月之久的景象，也影響美國修改了憲法。一九四七年三月，距離羅斯福去世後不到兩年的時間，憲法（第二十二條）修正草案就已提交國會，該法案將總統最長任期限制為八年，羅斯福同黨的民主黨人也投票支持。這個憲法修正案於一九五一年開始生效。

史達林和尼克森

克里姆林宮和白宮的被害妄想症

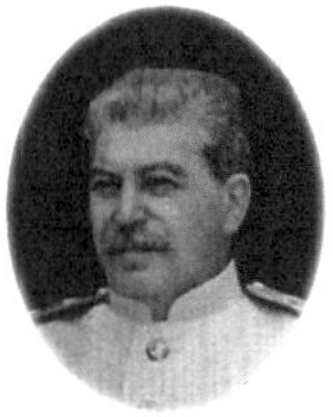

成功的歷史電影往往必須顧及呈現事實以及兼具娛樂。二〇一七年英法聯合製片的政治諷刺喜劇《史達林死了沒》（*The Death of Stalin*）幾乎完美地實現了這個目標。只是有時歷史本身就像場鬧劇，而這位現代暴君的末日就是一個最佳例子。

電影情節大致如下：背景是一九五三年二月二十八日一個星期六晚上，史達林已經擔任蘇聯領導人將近三十年，他一如往常與他的四人決策小組共度夜晚時光，這四個人包括共產黨副書記馬林科夫（Georgi Malenkov）、情報局首腦貝里亞（Lavrenti Beria）、國防部長布爾加寧（Nikolai Bulganin）和莫斯科黨書記赫魯雪夫（Nikita Khrushchev），他們的日常行動就像繞著恆星的行星一般，圍繞著史達林。當晚他們像往常一樣很晚才用餐，還喝了很多酒，這四位世界大國的頂級政治人物也像過去一樣，對他們的主子極為客氣，因為這位主子情緒變化難以預測。史達林高興地要求肥胖的赫魯雪夫跳他祖國烏克蘭的傳統舞蹈娛樂大家。他們四個人都很聽話，因為即便身為眾人推舉的黨魁，也依然有可能像當年蘇聯創始人加米涅夫（Lev Kamenev）和季諾維也夫（Grigory Zinoviev）一樣，在公開審判後被處決；或是像流亡到墨西哥的托洛斯基（Leon Trotsky），被史達林下令滅口。對他們這些最親近的高階人物而言，與這位獨裁者共度輕鬆夜晚，宛如伴著老虎，隨時都可能有惡運降臨到自己身上。畢竟這四位親信剛剛目睹這位七十四歲領導人的強烈偏執：史達林聽到有位醫生揚言要殺死他的謠言，結果就大規模逮捕醫生，尤其是猶太裔的。

史達林當時身體狀況確實不佳，他患有嚴重的高血壓，肝臟因長期酗酒而受損，而且他的記憶力已開始退化。史達林越來越常留在莫斯科郊區孔策沃（Kuntsewo）的別墅裡，他會繼續在那招待他的四人小組（如果那算招待的話），而他們則會專心聽他說話到大半夜。史達林是個夜貓子，通常睡到正午才起身，這是他與當時最強勁的對手希特勒的共同點。雖說希特勒會對著自己的隨從自言自語，折磨到午夜，不過他滴酒不沾，這點則與史達林相異。

這晚的聚會直到一九五三年三月一日的星期日凌晨三點才結束。史達林告訴警衛，自己白天不需要他們，而且如果沒有他的召喚也不准去打擾。然而史達林直到週日晚間都沒有任何動靜，一整天都快過去了，還是沒有一個工作人員敢主動進入他的房間。直到大約晚上十點左右，別墅的副管家終於鼓起勇氣，以送包裹的名義走入史達林的私人房間，只見這位獨裁者躺在地毯上的一攤尿裡，大家急忙把他搬到沙發上，然後打電話給四人小組。當這些政府高層到來時，每一個人都嚇得全身發軟（除非有人相信流傳的陰謀論，認為四人或其中之一人毒害了史達林），據稱貝里亞還說史達林同志只是在睡覺，沒有必要驚慌。史達林當時得了嚴重的中風，身體雖然越來越弱不過意識仍然清楚，他可能還意識到，沒有任何一個親信試著對他急救。

三月二日星期一，這群喪氣的領導層級人物（他們很快會為了成為繼任者互相鬥爭）最後還是決定尋求醫療協助，然而幾位名醫都因為所謂的猶太醫生陰謀論而正被拘留「清理」。據說獄方對他們的問罪內容也突然從是否犯了叛國罪，變成如何處理嚴重中風這類的專業知識。而這幾位貌似卑微的部屬中，就屬貝里亞表現得最悲傷，他反覆親吻著這位獨裁者的手並嚎啕大哭。也許這位冷血的殺人魔貝里亞（他是卡廷大屠殺案的始作俑者，數千名波蘭軍官在那次屠殺中槍身亡）已經預料到自己會遭遇不測，最後他果然沒有活過當年年底。三月五日時史達林已處彌留之際，他的女兒斯維特拉娜（Svetlana）描述了最後的場景：「他在最後一刻突然睜開眼睛，凝視著房間裡的每個人。那個表情十分可怕，有些瘋狂甚至帶有生氣，但同時又強烈害怕死亡的到來。突然他舉起左手，彷彿想指向什麼東西來詛咒所有人。他的手勢令人費解而且充滿威脅。」[1]

一九五三年三月五日接近晚上十點時，約瑟夫・維薩里奧尼斯・澤・朱加什維利（Iossif Vissarionovich Dschugashvili）壽終正寢，史達林是他於一九一二年參加地下組織時，自取為「鋼鐵之人」（der Stählerne）的戰鬥代號。在他死後似乎仍想繼續要求人民獻出鮮血：根據赫魯雪夫的說法，三月九日紅場舉行追悼時發生了意外，有一百零九人被踩死或壓死，不過也有其他消息表示為五百人。赫魯雪夫後來經過長時間的權力鬥爭，成為新的黨書記並統治蘇聯直到一九六四年。

史達林一生充斥著暴力，這位從小遭父親殘酷毆打的少年，走上了一條使自己成為史上最惡劣暴君之一的路。史達林，一位身材瘦弱，左臂稍短且不是很靈活的革命家，年輕時以搶劫銀行的方式為共產主義事業增加收入。染過的天花也在臉上留下了疤痕，只是這些疤痕後來都被蘇聯的新聞攝影師精心修飾去除。自列寧遭遇幾次中風而且幾乎無法執政後，史達林即開始有條不紊地準備自己的權力之路。列寧生命最後幾個月的狀況也讓史達林提高警覺，然而三十年後他還是面臨同樣的遭遇：這位繼任者像列寧一樣也有嚴重的動脈硬化問題。一九四五年，也就是蘇聯慶祝史上最大勝利的那一年，他似乎曾心臟病突發或是遭遇連續數個輕度中風。

紅軍攻進柏林，希特勒於一九四一年六月對蘇聯及其「低等民族」（根據納粹意識形態的定義）展開的殲滅戰已開始反撲。最後俄國士兵找到希特勒燒焦的遺體，史達林完勝，他在波茨坦（Potsdam）會議上儼然成為最有權力的戰勝者。當時美國總統杜魯門剛上任，而領導英國渡過戰爭難關的邱吉爾在高峰會議期間被國內罷免，幾乎一半的歐洲都在史達林的統治下，此時西方盟友才漸漸意識到自己必須互相結盟並下定決心，防止紅色的槌子和鐮刀旗在不久的將來飄揚在全歐洲。

史達林與其他暴君一樣，沒有栽培後繼者。他只顧緊握權力，無視個人身心衰退的症狀。他的國家難以消受這位獨裁者所留下的遺害，以及梳理他留下的恐怖統治記憶，據估計受害者有兩千萬人（由於資料來源不明，因此說法差異很大）。

人們常將偏執狂（Paranoia）一詞套在史達林身上，其實也很確切，它表達了一種因心理問題導致的妄想。偏執狂一詞與政治上有權勢的人格相關聯也不乏見，權力會在相應的個人天性上喚起人們對詭計、陰謀以及其他威脅的恐懼。一位偏執的統治者或是政治家不會相信任何人，即便是自己最親近的人，而且他們會覺得自己被敵人包圍。這些思想模式並非新鮮事，一些羅馬皇帝、俄國沙皇、鄂圖曼帝國的蘇丹還有其他獨裁者的行事方式，包括濫殺可能或真正的競爭對手，都是這種偏執的表現。

或許這也說明了西方民主模式之福，當一個有權勢者感到四處環敵，採用的則是一些不流血但也不入流的方式：非法監聽、闖入政敵辦公室或是對方心理醫生的診所竊取資料、掩蓋個人違法行為、低俗詛咒或是因而酗酒。

「永遠不要忘記，新聞媒體是敵人，新聞媒體是敵人，體制是敵人，教授是敵人，教授是敵人。把它們寫在黑板上一百次。」[2] 這個奇怪的要求不是發生在教室裡，而是在白宮的橢圓形辦公室裡，多年之後人們才在被交出的錄音帶上發現這段話。這是一九七二年十二月十四日，美國第三十七任總統理查德·米爾豪斯·尼克森

（Richard Milhous Nixon）對他的國家安全顧問季辛吉（Henry Kissinger）和海格（Alexander Haig）告誡的話，他們兩位後來也擔任了美國的國務卿。

這個警告的時間點很特別，因為五週之前，也就是一九七二年十一月七日，尼克森才以壓倒性的優勢贏得了總統大選，並獲得連任。他以絕對票數領先競爭對手——民主黨候選人喬治・麥戈文（George McGovern），那是美國總統大選中所獲得的最高票數，且尼克森在決定性的選舉人票中尤其獲得大勝：他獲得了五百二十票，而麥克文僅獲得十七票（民主黨僅在麻州和首都華盛頓獲得多數票）[3]。獲得如此大勝的當選人理應有無限的自信開啟他的續任任期，更何況他在外交政策上還獲得巨大的進展。一九七二年，尼克森對中國進行了歷史性的訪問，並與這個地球上人口最多的國家建立邦交。同一年，他也成為首位訪問莫斯科的美國總統，並簽署了限制戰略武器系統的ＳＡＬＴ Ｉ協議，作為緩和政策的明顯標誌。

不過輕鬆、隨和、樂觀以及最重要的自信都不是尼克森的天性。一九四六年大戰結束後不久，他當選了國會議員。共和黨看好他的政治前途，所以一九五二年當他只有三十九歲時，就被推選擔任年紀上幾乎可以當自己祖父的大戰英雄艾森豪的副總統候選人。競選期間各式新聞媒體報導大幅攻擊尼克森，所以我們也可以理解為何他將這個行業列為最頑強的對手，而很多新聞工作者也在接下來的三十年極力負面刻畫他這個人。媒體報導指稱，他將競選經費用於私人項目，尼克森則利用電視轉播發表了一場動容的演說反駁指控，這次演說被稱為「跳棋演說」（Checkers Speech），跳棋是他演說中提到的一條狗的名字，那條狗是支持者送的。尼克森表示，無論「他們」怎麼說，他都不會把狗送還回去。

普遍新聞媒體對他的排斥態度加劇了尼克森的自卑感，也為他的被害妄想種下種子。這位來自普通家庭的加州人總覺得自己像個圈外人。從古至今許多美國政治人物都十分富有，甚至富賈一方，而尼克森自覺被他們歧視，認為他想攀龍富貴。從尼克森的角度而言，無人能體會在一九六〇年那場總統大選中，他的對手就像那群上流社會一樣有多傲慢，套句尼克森的說法，來自麻州的年輕參議員約翰・甘迺迪（John F. Kennedy）出生時嘴裡就含著金湯匙。這位迷人且英俊的甘迺迪也不出所料地成為媒體的寵兒，而尼克森則是看到自己總在諷刺漫畫中被畫成一個滿臉鬍渣、不討喜的暗黑人士。美國在那次總統選舉首次舉辦了總統候選人的電視辯論，強調了這個媒介的重要性及其潛在的決定性力量。大多數觀眾在看完這場受多方關注的首辯之後，視甘迺迪為獲勝者。這位年輕的參議員穿著整齊，皮膚曬得古銅，有著能夠收買人心的笑容；而尼克森因為剛病癒，所以臉色相對蒼白，不過也很難無視他因為現場聚光燈導致的滿臉汗水。值得注意的是，那些用廣播聽這場辯論的美國人，因為看不見候選人而有不同的印象，他們認為尼克森無疑是兩者中的佼佼者。

然而影像的力量更強大，甘迺迪以些許優勢獲勝。當中有兩個州面臨舞弊的指控，尼克森則放棄驗票，以避免國家陷入危機。一九六八年，美國人還是用選票將他送入白宮，成就一場「世紀復出」。然而這位新上任總統的信心卻沒有因為成功而有絲毫增加。他陷入自尋煩惱以及憂鬱的狀態，而且還三不五時喝個小酒，即便分量不多。尼克森與史達林相反，他的酒量不好，即使只有淺嚐就會有反應。當時抗議越戰的示威活動帶給他十分大的壓力，也包括那場抗議的悲劇高潮：一九七〇年五月四日，國民軍在俄亥俄州肯特州立大學（Kent State University）校園內對學生開槍，造成四死九傷。尼克森後來在回憶錄中表示自己當時十分震驚，他寫道：「我無法忘記那些照片。我一直在想那些收到孩子死亡通知的家庭。我想到了自己的女兒，她們學習走路和說話的模樣，她們的第一個生日以及我們一起去的旅行，一起去看棒球和馬戲團表演，還有她們如何度過青少年期，上了大學，結果她們咻一下就突然不在了。」[4]不幸的是，人們在他一九七〇年的正式聲明中，並未看見這樣的同情心。

尼克森和有些可疑的顧問利用了好幾個深夜列了一份政敵清單，國稅局還有胡佛（J. Edgar Hoover）的聯邦調查局都被列為實際或是假定的反對人士。整個非法活動不光彩的高潮發生在一九七二年六月十七日，民主黨位於華盛頓州水門大廈的總部辦公室遭人入侵。這在政治上是件極度愚蠢的事，因為大家早已看出民主黨不可能以他們左傾的政策贏得大選。再者他們的副總統候選人湯姆．伊格爾頓（Tom Eagleton）參議員曾多次住院接受精神治療一事，也減低了民主黨的獲勝機會（後來伊格爾頓退選，由甘迺迪家族的薩金特．施里弗〔Sargent Shriver〕取代）。尼克森試圖阻礙他人調查這個闖入事件。在他連任後不久，水門事件就成為輿論的主要話題，而且也愈加癱瘓了美國政府運作。尼克森讓人在白宮裝設了錄音裝置錄下無數對話，當錄音內容公諸於世時，人們聽到了總統許多有損個人形象的低俗粗話。錄音帶裡有總統在別人面前將參議院司法委員會主席說成「放屁精」、「老王八蛋」、「叛國賊」、「噁心的王八南方佬」，或只是簡稱「死老頭」的內容，而他的閣員似乎也跟著配合，司法部長約翰．米切爾（John Mitchell）在提到該如何對付華盛頓郵報編輯凱瑟琳．格雷厄姆（Katherine Graham）時，說道：「把她的胸部拿到燙衣板上壓扁」[5]。《華盛頓郵報》記者卡爾．伯恩斯坦（Carl Bernstein）和鮑勃．伍德沃德（Bob Woodward）在揭發水門案中扮演了重要的角色，伍德沃德在事發四十五年後，還繼續研究出版關於美國總統的各項缺失[6]。

一九七四年八月，水門事件調查有了明顯的進展，眾議院毫無疑問地會通過三分之二的彈劾議案。八月八日時尼克森發表電視談話，對「我可能造成的傷害」表示歉意，並承認「我的某些決定是錯誤的」[7]，於第二天中午十二點引咎辭職。一九七四年八月九日，理查德．尼克森成為史上第一位請辭的美國總統。此後幾年，他的靈魂似乎在遠離政治生活後獲得寧靜，成為了外交政策事務上的資深政治家，幾位繼任總統也都尋求過他的建議。一九八一年十月，他與後來的兩位總統福特以及卡特一起代表美國參加了被謀殺的埃及總統薩達特的葬禮。一九九四年四月當他去世後，被埋葬在故鄉約巴林德（Yorba Lind）的總統圖書館[8]。當尼克森說出：「要了解人，必須先了解他們生活的陰暗面」[9]時，他很清楚知道自己所言為何。

德不配位的艾登首相

膽絞痛與蘇伊士危機

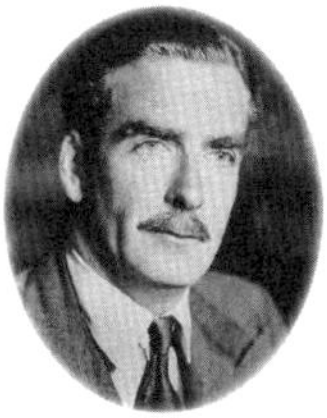

第二次世界大戰後緊接著就是冷戰，各式危機一再爆發，其中最危急的莫過於一九六二年秋天的古巴導彈危機，當時全世界瀕臨核武決戰。在此事件發生的前六年，中東（再次）成為危機地區，並引發另一種不尋常的情勢，身為西方世界保護者的美國突然一反其最親密的盟友英國、法國以及以色列。

直到後來人們才知道，當時其中一位領導者狀況不佳。如果英國首相安東尼・艾登（Anthony Eden）沒有受膽囊手術失敗之苦，可能會做出不同的決定，也可能不會發生一九五六年的蘇伊士危機。

羅伯特・安東尼・伊登（Robert Anthony Eden）身材高大精瘦，留著八字鬍，外型簡潔，總是穿著量身訂制的西服，看起來像是正統英國貴族。他的出生也真是如此：生於一個地主紳士家庭（他於一八九七年六月一二日出生在溫德爾頓〔Windleton Hall〕莊園），一路順遂成長。三兄弟中有兩位死於一次世界大戰的戰壕中，而安東尼則倖免於難。這位伊頓公學的畢業生開始了外交服務生涯，而他的崛起也幾乎是一帆風順。一九三五年，艾登成為史上最年輕的外交部長，然而這位年輕的外交部長卻越來越常與老闆張伯倫首相（Neville Chamberlain）發生衝突。他對於張伯倫認為可以與「希特勒先生」理性談判不感認同，甚至在張伯倫從慕尼黑返國並宣布「我們時代的和平」之前，艾登就辭去外相一職，而事實也證明英國與希特勒政權的和平只持續了十一個月（到一九三九年九月一日）。

一九四〇年五月，艾登再次出任邱吉爾政府的外交大臣，是領導英國渡過衝突的政治領導人之一，也歷經一九四〇年夏天力抗納粹侵略的「英倫空戰」，以及從一九四一年開始與美國羅斯福總統和蘇聯的史達林合作。艾登也參加了「三巨頭」會議，不過因為他的老闆邱吉爾緊握外交政策，所以他一直站在第二線。一九四五年五月二戰結束，然而英國選民卻決定把代表保守派政黨的邱吉爾和艾登變成在野黨。直到一九五一年，他們倆又再度回到各自原先的職位。除了都有豐富的政治經驗外，兩人都年事已高，尤其是邱吉爾的身體已漸漸無法負荷這個職位的要求。

艾登的狀況也不佳，他反覆出現上腹部不適以及黃疸的現象。醫生診斷他患有膽結石並建議進行膽囊切除手術。他的私人醫生埃文斯爵士（Sir Horace Evans）推薦了三位都具有膽道手術經驗的外科醫生，然而艾登卻選了倫敦聖巴塞洛繆（St. Bartholomew）醫院的六十歲外科醫生休姆（John Basil Hume）。艾登的理由是：「他在我小時候幫我割除過闌尾，所以我去找他」[1]，他顯然不清楚腹部外科早已發展成另一個不同的專業領域。

那實在不是一個明智的決定。手術於一九五三年四月十二日進行，手術報告看不出有任何失誤的證據，但似乎有什麼地方出了點問題。休姆應該犯了某個嚴重錯誤使得他當時完全失了神，造成手術不得不中斷一個小時，直到他再度恢復鎮定（當時外相還處在麻醉當中）。手術後，艾登出現了膽囊腸道瘻管（Gallenfistel）症狀、發燒，而且臉色再次變黃（黃疸是膽道或肝臟疾病的典型徵兆）。一九五三年四月二十九日艾登被迫再接受一次手術，這次休姆拒絕再執刀，所以由布萊克本（Guy Blackburhn）醫師進行。根據在場人士表示，手術室的氣氛再次十分緊張。根據壽波

（D. R. Thorpe）於二〇〇三年出版的艾登傳記中的說法，艾登「在這漫長且種下創傷的手術過程中，好幾次都與死神擦肩而過」[2]。主刀醫生當時可能不小心割斷了膽管，因為艾登在手術後被告知「刀有滑了一下」。這位外相有了這些親身經歷後，對外科醫生的信心不太可能增加。

艾登之後的狀況並沒有真的改善，看來進行第三次的手術是在所難免的。一九五三年五月，美國專家理查・卡特爾（Richard Cattell）醫生來倫敦參加皇家外科醫學院的學術會議，艾登在埃文斯爵士的建議下會見了這位美國外科醫生。卡特爾建議由他親自執刀，但有礙於艾登的特殊身分，他想與自己有默契的團隊以及在自己熟悉的環境（位於波士頓的拉赫〔Lahey〕醫院）執行，手術地點頓時成為一個政治問題。邱吉爾首相對於外相的不適感同身受，但是他擔心艾登在海外進行手術一事會打擊英國的外科醫學，甚至可能損及已經明顯縮小的帝國形象。

艾登最後還是決定成行，並於六月二十三日在美國進行了另一次手術。當時七十九歲的邱吉爾也恰巧在同一天於倫敦中風。如果艾登當時留在倫敦，他勢必要代理首相職務，並且有機會從中吸取經驗，對他之後的短暫任期可能有所助益。

邱吉爾中風後已是風燭殘年，然而想讓這位位高權重的老人搬離唐寧街也非易事，即便幾乎無能治理和掌握，他仍繼續留任將近兩年。一九五五年四月六日，安東尼．艾登終於繼任，這位甫上任的首相立即舉行了選舉（安排選舉是英國政府首長的特權），並在議會獲得絕對多數的席位。選民因為信任他，所以保守黨在下議院的席位也從十七個增加到五十八個。

選舉一結束，艾登隨即飛往日內瓦參加了第二次世界大戰四個戰勝國的首長會議，並在那裡認識了蘇聯的新任黨書記赫魯雪夫。這個場合似乎讓艾登以為英國仍是世界舞台上的要角（雖然早就完全不符合現況）。

這個對外一向保持紳士態度的艾登，對部屬卻十分情緒化，有時甚至會大爆粗話。他也時常感到身體不適，例如一九五六年二月六日，他在加拿大訪問旅程中寫信給妻子：「我一切安好，但是昨天很累，所以整整臥床了一天。」[3]

艾登花費越來越多的時間處理中東事務，不過這當然不是件好事。在埃及，民族主義同時也是民粹主義者的納塞爾（Gamal Abdel Nasser）上台，他在英國的敏感處下了重擊：一九五六年七月納塞爾宣布蘇伊士運河國有化。這條運河是在法國工程師雷賽布（Ferdinand de Lesseps）的主持下，於一八六九年所開鑿的，而英國的銀行擁有其中百分之四十四的股權。無論是從緬懷過往輝煌的角度，或是從殘酷的經濟現實來看，這個舉動無疑對艾登是項挑戰。艾登出生於維多利亞女王加冕鑽石週年的那一年，《泰晤士日報》後來在對他的弔唁中，形容「他是最後一位相信英國仍是世界強權的首相，也是在危機挑戰中，第一位發現英國已真正沒落的國家領導人。」[4]這個過氣的帝國遇到了運輸路線受到威脅的問題，因為當時英國有大約四分之一的石油是經由海峽運輸進口的，而島上大約只存有六週的儲量。

艾登領導的英國政府與法國和以色列的領導人商定了三方的祕密協議，在這支派往巴黎的以色列祕密代表團裡，有當時三十三歲的裴瑞斯（Shimon Peres），他後來出任以色列的總理以及總統，並獲得諾貝爾和平獎。根據計劃，以色列必須先行攻打西奈半島並往運河前進，然後英法兩國再假借調解停火「確保和平」之名，進而武裝進駐。整個計劃於一九五六年十月二十九日啟動，艾登首相在這重要關鍵時刻看醫生的次數幾乎與接見他的參謀長一樣多。他在經過三次膽管手術後，越來越依賴藥物，在納賽爾展開運河埃及國有化的數週後，艾登在日記中吐露：「歷經整個悲慘的夜晚後，我感到十分不舒服。三點半痛到醒來，最後不得不服用配西汀（pethidine）*。幾位醫生過來……我們討論應該嘗試稍微不同的療法。他們同意等我休假時，在健康的狀況下再做最終決定。」[5]所謂「最終決定」就是進行第四次手術。

毫無疑問，艾登在那關鍵的幾個月中十分倚賴藥物，尤其安非他命更是他不可或缺的藥物。然而持續食用這個所謂的「興奮劑」並未使他免於神經衰弱，相反的，當整個介入干預計劃進入到關鍵階段時，他在十月五日發燒病倒了，之後高燒又不斷復發，使他暫時無法處理職務。當整場危機於一九五七年一月結束時，艾登對他的內閣官員坦承自己藥物上癮：「如同你們所知，四年前一連串失敗的腹部手術讓我必須用人為的方式修補內心。儘管許多人認定我將永遠無法回復積極的生活，我還是設法在輕度藥物與提神劑的幫助下做到了這一點。納賽爾接管運河以來的這五個月，我為了抗壓不得不持續增加藥物和提神劑的劑量，對我受創的內心造成負面影響。」[6]艾登解釋為了國家的最大利益，個人的病史無法允許自己再為國家奉獻。也就是說，他在

*止痛藥的一種，為成癮性麻醉藥品，亦稱為類鴉片止痛劑。

任職首相不到兩年後即辭職的理由是因為這段病史，而不是英國及艾登在一九五六年十一月危機中蒙受的巨大形象損失。

英法兩國儘管損失慘重，還是在數日之內將埃及人趕出運河，並且達成將其重新納入歐洲控制的目標。但是有人對此提出反對意見，這個聲音不是來自敵方，而是這兩個國家最重要的盟友——美國。美國總統艾森豪（危機發生的時間剛好與他準備競選連任的時間相吻合）對英法兩國政府施予巨大壓力，因為他擔心西方國家會因此失去第三世界國家的認同。同時，另一場蘇聯干預匈牙利的冷戰危機，使得當時世界處於命懸一線的狀態。最後法國和英國不得不屈服，而這兩國曾是世界強權的時代顯然已經結束。

對於艾登的朋友與夥伴而言，他的健康狀況無疑提高了執行這場注定失敗計劃的風險。他的國會祕書卡爾（Robert Carr）總結道：「我很難接受安東尼的健康狀況不會對他政治判斷具有關鍵影響的這種說法。我雖然同意他還是會按既定方向行事，但我不敢相信他在政治和軍事領域的執行過程中會有如此明顯的錯誤判斷。」[7]像艾登這樣有豐富經驗的外交官，如果處在生理與心理都健全的狀態，應該不至於犯下不與美國先行討論的錯誤，而這個疏忽也導致了整個干預蘇伊士運河計劃的失敗，並預告了艾登政府的垮台。

艾登和他的第二任妻子在威爾特郡（Wiltshire）的鄉村莊園度過將近二十年的退休生活。他寫了回憶錄，並且試圖證明自己在蘇伊士事件期間的處理方式是正當的（政治人物常會有的舉動）。一九六一年，英國女王授予他為亞芬伯爵（Earl of Avon）。退休初期他沒有類似六〇年代那樣的重大健康問題，然而到了七〇年代後期，他時不時會發燒。一九七〇年三月五日他接受了第四次手術，這次手術也比過往都成功，但是右上腹部的疼痛，不僅曾在他一生中最重要的政治生涯階段對他造成如此多的折磨，最終從解剖學的角度來看也成為他最終的病痛位置。安東尼．艾登（Anthony Eden）於一九七七年一月十四日因前列腺癌轉移至肝臟過世。

約翰・甘迺迪的祕密病史／荷爾蒙亢進、短缺抑或兩者兼具

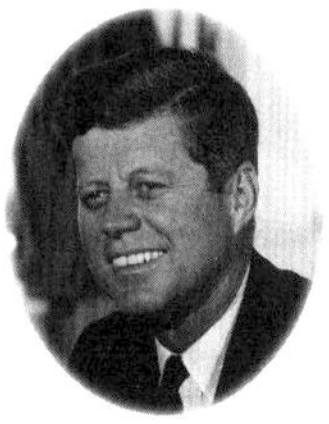

約翰・費茲傑拉爾德・甘迺迪（JFK[1]）的總統任期僅持續了大約一千天，卻正當國際局勢詭譎多變的時期！各個嚴重國際危機都發生在這個時候，首先是柏林，接著是東南亞，同時也是美國參與越戰悲劇的開始。最重要的是，距美國海岸線僅九十公里之遙（從南佛羅里達算起）的一座島嶼——古巴，不斷成為事件的中心。正是這裡讓甫上任的總統於一九六一年四月即遭受到第一波嚴重挫敗，當時他授權中情局登陸古巴南部「豬玀灣」（Schweinebucht），卻因為事前計劃不周而宣告失敗。而也正是美國與蘇聯兩國在古巴的對決，使世界瀕臨核子決戰，還好全世界還是從這兩個超級大國在一九六二年十月的對抗中，毫髮無傷地倖存下來，這必須感謝甘迺迪在政治上的睿智。他顧及美國受到蘇聯在古巴部署的中程核導彈的直接威脅，採取了審

慎的中庸之道。

甘迺迪沒有聽從他的參謀首長聯席會議主席的建議，發動大規模的軍事打擊（那無疑會引發第三次世界大戰），但也實施了「隔離」措施，他宣布美國海軍將在公海控制所有前往古巴的貨輪，如果它們攜帶導彈或其他軍事物資，就會強制要求回航，而這場危機最終以和平收場。短短不到一年，一九六三年的六月，甘迺迪總統在位於華盛頓特區的美國大學（American University）演講時就停止將蘇聯妖魔化，並表示了和平共處與合作的可能性。這是甘迺迪緩解緊張情勢的重要一步，那場演講（在此之前是無法想像的！）的譯文也一字未修地刊登在俄羅斯日報。

然而，儘管甘迺迪執政的那一千天中，國內外發生了各式政治危機，許多當時的人們仍認為這位年輕總統帶來了一個充滿熱情、公民意識以及豐富靈感的時代。一個嶄新的開始，美國展開太空計畫，急切地想將第一批太空人送上太空。甘迺迪在一九六三年六月十一日對全國發表了精彩的演講，承諾要實現種族平等後，儘管遭到激烈反對，年輕的黑人學子也逐漸可以在南方上大學。當時美國大部分人口都享有一定的生活條件，住在郊區獨門獨院的宅第，同時擁有類似如今頗具傳奇色彩的雷鳥

（Thunderbird）等車款，然而最重要的是：美國充滿自信。

除了像是《廣告狂人》（*Mad Men*）這樣的電視劇時至今日還繼續美化那個時代，總統在公眾心中的形象——即便在他死後各種不堪的私生活被揭露，也仍維持是一位富有遠見、散發著活力和健康的政治家。尤其是那些經過精心挑選，並散布在各媒體的照片更為此形象助益不少，照片上甘迺迪和他擁有迷人丰采的妻子賈桂琳（Jacqueline），無論是搭乘遊艇、騎馬、游泳和參與所有其他類型的戶外活動，都穿著時尚的休閒服裝，而他們兩個漂亮的孩子，一九五七年出生的卡洛琳（Caroline）還有在甘迺迪一九六〇年十一月當選美國第三十五任總統後幾天出生的小約翰（John junior），也時常陪伴在側。

他們想向美國大眾傳達的信息很明確，就是這個國家掌握在一個充滿活力的政治家手中，這個政治家能完全主宰自己的身體和精神力量。任何人只要在YouTube上看過甘迺迪在新聞發表會上展現的熱情、睿智和自我幽默，馬上就能區分他與後來一些繼任總統們的不同。然而甘迺迪的身體健康狀況卻十分不佳，他罹患疾病的嚴重程度直到被槍殺後才逐漸為人所知，而且還有許多疾病史可能繼續封存在位於波士頓的甘迺迪總統圖書館中。

一九六一年一月二十日甘迺迪宣誓就職，並在他的就職演說中留下膾炙人口的語句：「不要問你的國家能為你做些什麼，而要問你能為你的國家做些什麼。」那年他四十三歲，是被選出的最年輕美國總統。一九〇一年，西奧多．羅斯福（Theodore Roosevelt）入主白宮時，年紀輕一些，為四十二歲，但是「泰迪」並不是被選進白宮，而是因為在擔任副總統期間，他的前任被暗殺，所以補位登上總統一職。

甘迺迪在一個寒冷的冬日宣誓就職，但當他宣誓就職的那一刻並沒有穿上當天前往國會大廈路上穿的大衣，無論是黑白電視螢幕上的影像或是第二天報紙上的照片，都給人一個美國新上任的最高領導人顯然身體強健的印象。當甘迺迪讚揚他人的優良體能時，他最喜歡用Vigour這個字，代表著精力以及強健，當甘迺迪用他波士頓的口音唸這個字時，聽起來總是像 vi-gaahh。

他來自一個重視這種價值觀的家庭。專權的約瑟夫．甘迺迪（Joseph Kennedy）自九個孩子幼年時期就告誡他們生活中的一切都是競爭，而身為甘迺迪家族的一員就代表要成為一位贏家。老甘迺迪的兩個孩子以及他的妻子羅絲都無法達到這種持續競爭的理想。患有輕度智力障礙的羅絲瑪麗（Rosemary）被老甘迺迪安排進行了一項野蠻的腦白質切除手術（Lobotomie）[2]之後，就被送到護理中心，接下來被安排住到一個位置偏遠的療養院長達七十年。而另一個不能常在甘迺迪家中重視的運動賽事中獲勝的，便是出生於一九一七年的次子約翰．費茲傑拉爾德．甘迺迪（John Fitzgerald Kennedy）。

他十幾歲的時候罹患一連串醫生無法解釋的疾病。當時他體重過輕，幾乎是皮包骨。寄宿學校期間，他不斷進出醫務室，每當放假回家時，他的父母對他的模樣總是感到生氣。而住院時，他也常接受各式先進的診斷，但是醫生們並無法得出一致的結論。其中曾有一位醫生懷疑他患有白血病，然而約翰的病（或各項疾病）並沒有妨礙他的性發育。他在住院期間至少還因為漂亮的護士，得到許多生活上的調劑。另一個他頻繁住院的正向結果是，年輕的甘迺迪可以有機會沉浸在各式書中，對於一個將運動視為頭號休閒活動的家庭而言，這是一種不尋常的嗜好。他先從經典的冒險小說開始，之後又從傳記延伸到歷史與政治。

他的博學多聞以及與生俱來的魅力，為他在一九四六年競選麻州區議員和一九五二年參選參議員鋪下平穩的政治道路。另外他「戰爭英雄」的名號也在這段期間為他的政治生涯加分。這位甘迺迪中尉在一九四三年的太平洋地區有過一段奇異的經歷，也因為父親與新聞界的往來，所以被定調成一個英雄事蹟，讓這位二十六歲的軍官上了新聞頭版。當時熟悉海戰實務以及質疑者可能會問，在甘迺迪的指揮下，像PT-109這樣的魚雷艇船員怎麼可能在漆黑的夜晚沒有注意到日本驅逐艦，而讓驅逐艦將這艘小得多的美國艦艇撞成兩半，日本海軍甚至沒有發現這起奇怪的意外。無論如何，甘迺迪在艦艇下沉後表現出高度的負責和審慎態度，救出數名受傷的組員，最後游到一個可以向當地人尋求幫助的島嶼。之後每當有人對於這位候選人或總統提出健康的疑慮時，他們的家庭發言人都會提及當晚他因為報效國家所以受了傷，於是任何質疑都會被欽佩他的愛國主義與對他的感激之情扼殺。還有一個用來解釋甘迺迪的健康問題（如果難以避免時）的回答，就是他在大戰時感染過瘧疾，也一樣可以得到相同效果。另外還有種解答是足球比賽中背部受傷留下的後遺症，這還可以詮釋成甘迺迪體力強健。

然而真實並非如此光鮮亮麗，上述那些狀況也只須單純診斷與治療即可，但甘迺迪患上的是愛迪生氏症（Addison's disease），一個醫學界在一九四〇年代末診斷出來，以及一九五〇年代初嘗試治療時，都還不甚了解的疾病。甘迺迪是在一九四七年停留倫敦期間，首次發現腎上腺無法產生足夠的荷爾蒙，特別是皮質醇（Steriode，屬於類固醇激素）。一位醫生私下向甘迺迪的好友帕梅拉·邱吉爾（前邱吉爾首相的媳婦）表示：「你那年輕的美國朋友活不過一年。」甘迺迪隨後在搭乘「瑪麗女王號」回國的路上，健康狀況已經惡化到一度開始準備後事了。幸運的是最終無此需求，然而當他抵達紐約港口時，是被用擔架抬下船的。幸好藥理學當時剛能夠製造置入體內的皮質類固醇，能將所謂的ＤＯＣＡ（Desoxycorticosteronazetat，醋酸去氧皮質固酮）膠囊置於皮下。有證據顯示，甘迺迪長年使用這種藥物，而對於一個有權勢的病患而言，他想獲得這個當時還不確定使用劑量且可能有副作用的新成分藥物，是輕而易舉的事。

甘迺迪長期攝入這些物質很可能引發脊椎骨質疏鬆症。總統有背部隱疾，有時甚至必須持拐杖走路一事（官方說法：去加拿大進行專訪時因為植樹，所以引發嚴重背痛），是無法在公眾面前掩飾的。還有甘迺迪喜歡坐搖椅，眾所皆知那是因為這樣對他的背部有益，然而真實原因卻非如此，畢竟向選民販賣戰爭英雄與運動健將的形象，總比解釋一個當時聽起來還很晦澀的愛迪生氏病來得好。

甘迺迪早已經歷過更糟的狀況。一九五〇年代，他的背痛已經將他折磨到極限，他也因為第五節腰椎塌陷所以在一九五四年十月接受了一場三小時的手術，將一塊金屬板植入體內。當時病人陷入昏迷，人們甚至已經請一位天主教神父趕到現場（又再一次臨時準備後事）。手術的傷口難以癒合，這是長期使用類固醇藥物的可預見後遺症。人們懷疑是傷口感染，所以於一九五七年二月再次進行手術取出金屬板。另外甘迺迪的年輕妻子賈桂琳，也在他住院期間，表現出自己在結婚一年後即明白如何讓丈夫恢復元氣，她說服女演員葛麗絲凱莉（Grace Kelly）穿著護士制服出現在甘迺迪的病床邊，這個貼心安排無疑受到先生的讚賞。

強烈的性需求是他另一個健康問題，不過這樣說可能有些苛刻了，姑且將它稱之為生理上的特點。甘迺迪自青春期發育開始，隨著漸增的名氣也使女性對他的興趣與日俱增，且他不需要做任何事就能吸引女性。一位朋友回憶說，她們總是排除萬難地緊緊跟著他。他的性慾也與他的魅力十分匹配，因為他對性的渴望（保守形容）十分明顯。他一生的座右銘用原文讀起來尤其簡潔有力：「A day without getting laid is a day lost.」（沒有躺下的一天就是迷失的一天）。年輕時的甘迺迪，尤其是成年之後的他，生活只有幾天是「迷失」的。他明顯的性需求是否只是試圖效仿父親的「榜樣」，還是因為任何醫學因素造成，如荷爾蒙失調以及使用危險且科學上尚未釐清劑量的替代荷爾蒙等，此部分我們尚未確定。但毫無疑問的是，對於甘迺迪而言，性是一種極度以自我為中心的經歷，不需考慮到伴侶，並且只需專注在個人是否得到滿足。從他的性行為中，人們可能會看到甘迺迪家族所散發出的那種理所當然應享的權利感，一股毫無懸念的自信，以及有權可以做到他人不能之事的優越。甘迺迪似乎對自己伴侶或至少對她們的性需求是否有被滿足完全不感興趣，如果女明星安姬·迪金遜（Angie Dickinson）對於她與甘迺迪的性愛描述為真，那可算是最到位的說法，她說那是她一生中最興奮的七分鐘（其他人的經驗是二十秒）。還有一件幾乎可以確定的是甘迺迪患有性病，而且可能曾傳染給他的妻子。賈桂琳曾懷孕五次，其中三次胎死腹中，令人不禁感到懷疑。

他個人的弱點，尤其是他不穩定的健康狀況以及嗑藥行為（這也很可能造成他脊椎問題），無論如何都是不允許對外公開的。隨著一九六〇年總統大選的來臨以及愈加確認他可能是候選人，這也成為甘迺迪以及他顧問的重要策略。當時與今日完全不同，儘管各式傳言四起，甘迺迪的團隊仍設法在競選場合中排除這個話題，甚至在黨內初選時也是如此。當時他在民主黨陣營中的對手，也是後來的副總統以及繼任者林登·詹森（Lyndon B. Johnson），對這位皮膚臘黃的傢伙（他的說法）發表了尖銳的評論，但並沒有去大肆討論甘迺迪的健康問題。無論如何，甘迺迪的傳記作者羅伯特·達萊克（Robert Dallek）的評估應該是正確的，如果甘迺迪的健康問題在生前就爆發的話，他應該是無緣當上總統的[3]。所以無論甘迺迪在當候選人，還是當上總統後，都沿襲了威爾遜總統以及羅斯福總統的傳統——對美國大眾隱瞞病情。

甘迺迪與上述兩位總統不同之處在於他長期服用藥物。每天除了類固醇外，他有時會服用八種不同的藥物，尤其是止痛藥和安非他命，而且種類繁多，光是為了緩解背痛，甘迺迪就被那位飽受爭議的醫生注射了一些可疑的藥物。這位他信任的紐約醫生，名叫馬克斯·雅各布森（Max Jacobson），人稱「興奮劑醫生」（Dr. Feelgood），當時許多藝文界人士都十分仰賴這位一九三〇年代移民到美國的德國人，其中也包括瑪琳・黛德麗（Marlene Dietrich）和杜魯門・卡波蒂（Truman Capote）。一九六一年甘迺迪與赫魯雪夫會面時，雅各布森也飛到維也納。根據白宮安全人員的記錄，甘迺迪任職期間，這位醫生去過白宮三十餘次，一些特勤單位的特工因為不信任他的方法，曾試圖讓醫生遠離總統。這位醫生在幾年後也因濫用安非他命而被取消醫生執照。雅各布森用非常細的（皮下注射）針筒幫甘迺迪注射了一種混合局部麻醉劑以及不知名但是有可能是精神藥物的液體。當時司法部長羅伯特・甘迺迪（Robert Kennedy）的職員有機會拿到雅各布森給的小藥瓶，並送去聯邦調查局實驗室檢驗，分析結果判定樣品的成分不足。甘迺迪雖沒有典型的上癮現象，然而一些傳記作者也懷疑他是否能在使用如此大量藥品的狀況下，順利完成第二個任期。總統當時對於雅各布森注射的混合物直言：「我不在乎那否是馬尿，重點是它有效。」[4]

然而把甘迺迪想像成一位吸毒嗑藥者無疑是過頭了，他的行為舉止，以及在公眾場合或是私人聚會的表達都簡單明瞭又充滿機智，甚至還讓今日部分美國人懷念。而他對性愛的需求後來也被拿來和他幾位後繼者相提並論。不過種種上述的缺點對國家安危都沒有潛在的風險，除了有一點，而且危險程度可以說是比他的背痛和愛迪生氏病加起來還嚴重。那是退休的特勤局特工在日後被採訪時所透露的危機。

觀眾仍可以感受到他們在美國電視台的各種紀錄片當中，依然還有自己必須保護總統免於各種可能危險發生的心理負擔，當時他們不知道和他在一起的女人的來歷以及她們的手提包裡有什麼。總統旅行時總會事先安排好女人，以確保他在抵達後不會孤單一人在飯店的套房裡。那些女人們（一次來了兩、三個的情形也常發生，連外語不是很溜的總統都懂得法文ménage à trois〔三人行〕這個詞）通常被稱為小明星，有時也真的是一些想在好萊塢成名的年輕女演員，偶爾有一、兩個已經小有名氣，所以特勤局特工還知道她們的名字，其他則都是來歷不明。「祕書」是她們另一個對外的正式稱號，不過因為無須具備速記技能，所以在不同場合下雇用的高級應召女郎也列在此稱號下。沒有一位特勤局特工能確保她們的包包裡沒有暗藏精巧的米諾克斯（Minox）相機，以便拍下不雅照好用來勒索美國總統，而他顯然並不在意這種可能的危險。

這個在甘迺迪身亡後世人才得知的世界，幾乎與電視節目上以及報章雜誌上廣為傳播的溫馨美滿情景：無論是與賈姬、卡洛琳和小約翰，還有那群樂觀開朗的海尼斯港（Hyannis Port）望族的成員，以及背後傳出孩子們的明亮笑聲的白宮等，都不吻合。但這些溫馨美好也確實存在，也都是真真實實的，不過卻只是甘迺迪生活的一部分。

然而這個精心打造的甘迺迪神話卻以一個殘酷的結局收場，一位年輕且正處於政治生涯高峰的政治家，他的形象卻成為一個無意義暴力行為下的犧牲者之一。甘迺迪當時已經開始為隔年的大選以及連任的策略磨拳擦掌。一九六三年十一月，他展開首次競選旅行，計劃前往德州展開為期兩天的訪問活動，並解決當地黨領導層的分歧，同時向這個孤星州（Lone Star State）的公民展示自己。這次旅行與往常訪問大同小異，除了這次有第一夫人陪同他一起參訪。賈桂琳·甘迺迪非常不喜歡競選活動和政治人物，也討厭擁擠的人群和不計其數的握手行為，但是兒子派翠克·布維耶·甘迺迪（Patrick Bouvier Kennedy）於一九六三年八月七日出生，兩天後即早夭的悲劇，（無論總統還有各項緋聞）強化了這對夫妻間的感情，而達拉斯人民對總統夫婦的好意也都對他們有正向的幫助。一九六三年十一月二十二日人民在市區排成一排，向坐在敞篷林肯轎車裡的德州州長約翰·康納利（John Connally）以及夫人內莉

（Nellie）歡呼。當車隊到了位於市區盡頭的迪利（Dealey）廣場，準備緩慢駛向埃爾姆大街（Elm Stree）時（那裡圍觀的市民較少），轉角處有個學校置放教科書的倉庫，上頭的大電子鐘顯示正好十二點三十分，沒有人注意到五樓的窗戶半開著。內莉．康納利轉向甘迺迪說道：「總統先生，可別再說達拉斯不愛您了！」這是甘迺迪死前聽到的倒數第二句話，他可能也有聽到不到八秒鐘後妻子的呼喊：「傑克！我愛你！」

那可能是他在擔任總統期間，唯一一次因為健康因素間接造成嚴重的後果。據偵訊資料顯示，甘迺迪因為背痛所以像往常一樣在襯衫下穿了一種支撐的緊身胸衣，在遭受第一槍非致命的槍傷後，這可能阻礙了他無法在敞篷汽車中尋找掩護，他只能直挺挺地坐著，對於藏在學校書庫的李．哈維．奧斯華（Lee Harvey Oswald）（官方版本）或躲在草丘上的另一個槍手（另一個版本）提供了致命子彈的射擊目標。JFK的一千個日子就這樣成為過去[5]。

法國密特朗總統／充滿謊言的愛麗舍宮

西方民主國家許多人民認為政治是黑暗的，而政治人物的名聲也往往處在谷底。其中一個重要原因是，許多巧言如簧的專業政客普遍存在於各議會階層裡，這些人往往只短暫從事過其他「正常」職業，甚至從來未有。他們常會在巧言令色間夾帶些真誠，尤其是攸關到自己是否有能力勝任某項職務時。法蘭索瓦．密特朗（François Mitterrand）就是這樣一位職業政治家，尤其在不誠實以及隱瞞自己身體隱疾的部分，更是箇中翹楚。

那時像一個嶄新時代的開始。法國自第五共和成立以來，總統的職位按照慣例都是資產階級就任，而社會主義者在經過幾次失敗的嘗試後，終於在一九八一年五月獲得勝選，而他們的黨魁，時年六十四歲的密特朗成為法國新任總統。就職典禮當天，他只讓一台電視攝影機陪同赴往萬神殿（Pantheon），並在一九一四年被謀殺的社會主義領袖雅克·雅魯斯（Jacques Jaurès）墳上放置了一朵玫瑰，這是一個充滿悲傷並具有象徵意義的舉動。隨後他導入最低工資、每週工作時數三十九小時以及增收富人稅額等政策，如同他在競選時期所承諾的。同時他試圖在短時間內將法郎貶值三次，好讓法國人放棄出國旅行，因為在這位新總統的計劃中，平等顯然高於自由。

法國本來很快就會結束如此高唱社會主義的年代。總統患有背部隱疾，一九八一年十一月十六日的晚上，密特朗當時才剛上任不到半年（總統職位為七年），他在愛麗舍宮（Palais de l'Élysée）官邸接見了兩位醫生，一位是他的私人醫生克勞德·古柏勒（Claude Gubler），另一位是著名的泌尿科醫師阿道夫·斯蒂格教授（Adolphe Steg）。後者出生於一九二五年的捷克斯洛伐克，後來移居至法國，時任第十四區科尚醫院（Hôpital Cochin）的泌尿外科主任。斯蒂格向總統報告一個令人不悅的消息：「我有責任告訴您真相。您患有攝護腺癌，且已經轉移到骨骼，擴散已經很廣。」古柏勒後來在回憶錄《大祕密》（*Memoiren Le grand secret*，此書一出版就在法國成為禁書）中描述密特朗聽到此消息時的反應，他十分沮喪地說：「夠了。我這輩子毀了。」

醫生預告他只剩六個月至三年的時間，雖然消息不太令人開心，但是他設法說服了這位萬念俱灰的政治人物，嘗試接受當時最先進的治療。因為他們也告訴他，轉移性的攝護腺癌有時擴散的速度不至於太快，所以可以嘗試使用藥物以及放射線治療。密特朗接受建議，但是有一前提，那就是法國人民以及世界公眾都不得知悉這位擁有啟動核武權力的法國最高領袖罹患重病。當時才剛發生了掩蓋真實以及謊言是有機會成功的例證：密特朗的前任總統喬治・龐畢度（George Pompidou）患有華氏巨球蛋白血症（Mobus Waldenström），為一種淋巴系統的癌症，當時愛麗舍宮的對外公報（如果國家元首的健康也算個公報題材的話）表示只是「輕度感冒」。一九七四年春天越來越多的法國人注意到龐畢度的臉腫得像個氣球一樣，只要稍具醫學知識的人都會發現，他當時顯然接受了大劑量的類固醇治療。三月底消息傳出龐畢度罹患某種血管疾病，雖不危險但是會讓人十分不適。結果一週後他逝世了。

這個事件讓當權人士一致達成未來法國總統應該定期向公眾通報個人健康狀況的協議，這其中也包括密特朗本人。然而官邸後來發行的公報卻與事實相去甚遠，古柏勒事後回想認為：「那是簡化謊言（generlisierten Lüge）時代的濫觴。」密特朗究竟如何接受祕密治療，至今為止還在保密的面紗之下，然而這個方法一開始肯定是奏效的，而且可能超出所有相關人士的期望。當時密特朗似乎必須每天服藥，極可能是經由注射液。他在國外訪問時則可能是在晚上進行治療，以免引起注意。當他在東歐一帶進行訪問時，相關人士肯定絕口不談此事，因為他們知道自己一定會被竊聽，在這種情況下，他們會將針筒與藥瓶等物品隨外交人員行李送回法國銷毀。人們常在當時的電視報導和新聞圖片中看見古柏勒隨侍總統，而他獨特的鬢角鬍鬚也成為法國公眾常見到的畫面，不過私人醫師本來就該擔心總統是否得了這個或是那個「感冒」。

密特朗可能真以為自己已經妥善控制了癌症，一九八八年時他毫不猶豫地再次競選下個七年任期。當他的臉色日漸蒼白，步態減緩以及眼睛不時呈現呆滯時，事實才終於浮出水面。他於一九九二年九月接受攝護腺手術時，大眾才發現他罹患重疾。當時手術是在科尚醫院進行的，泌尿外科主任伯納德．德布雷（Bernard Debré）術後向媒體表示過程一切順利，總統「感覺十分良好」。之後進行的放射性治療以及化療雖然有助於緩解，卻無法阻止總統健康狀況繼續惡化。如果真如古柏勒所言（他由於涉嫌違反保密義務，在法國醫生界有極大爭議），密特朗最後半年任期根本處於無法勝任工作的地步：「他上午九點三十分到達愛麗舍宮後就直接上床睡到午餐時間……他不再工作，因為自己病情以外的事他都不感興趣。」

密特朗順利完成了第二個任期（而且倖免於難），他也是迄今為止任期最久的法國總統。他與攝護腺癌及癌症擴散的長久對抗最後也在一九九六年一月八日結束了。他長期說謊一事被揭露後，似乎（暫時）導致法國權力菁英改變他們的資訊政策。後來的總統法蘭索瓦・歐蘭德（François Hollande）在二〇一一年競選總統前，必須進行攝護腺手術（據稱檢查結果是良性）時，他也立即對外宣布這件事。這位死後仍在許多支持者心中保有崇高地位的密特朗，也被一一揭露許多不堪事件：他的私生女、多年的婚外情、與商界的難堪關係、涉入對綠色和平組織（Green Peace）被法國特工襲擊而沉默不語一事，以及他在一九八九／九〇年有鑑於德國統一一事迫在眉睫所出現的歇斯底里反應，儘管他口頭上力倡自由主義價值觀，卻仍試圖阻止兩德統一。不過他實現了一個目標，消滅他害怕的強勢貨幣德國馬克，他還曾將其描述成德國原子彈。犧牲馬克是他同意德國統一的條件，也讓德國總理赫爾穆特・科爾（Helmut

Kohl）毫不猶豫接受並實現。因此，我們每個人的口袋裡都有了這位患了攝護腺癌的總統先生的遺產：歐元[1]。

愛滋病／即便只有一夜情，也記得先查一下

美國亞特蘭大疾病控制與預防中心（CDC）於一九八一年提出了一種罕見肺部感染的報告，是由卡氏肺囊蟲病原體（Pneumocystis carinii）引起的。報告指出有五名年輕男子感染肺炎，不過當時他們看上去都十分健康。他們有兩個共同點：都住在大洛杉磯地區且都是同性戀者。同一年還有另一種罕見疾病頻繁出現在紐約和加州，一種屬於皮膚癌的卡波西氏肉瘤（Kaposi-Sarkom），患者也是男同性戀者。

這些病例引起全球公眾對此新疫疾的注意（今日我們必須將其稱為大流行，因為全世界各大洲都有人罹患這種後天性免疫系統缺陷），截至一九八一年底已經登記有兩百七十例。患者的免疫系統完全失效，使得感染有機會肆虐全身，一開始這是一種絕症，當年即有一百二十一名患者因此死亡。人們一開始將此新疾病取名為GRID （gay-related immune deficieny），意即男同性戀相關的免疫缺陷，之後卻發現這個定義過早，因為人們很快就發現，儘管同性戀者是主要的危險人群，但這個免疫缺陷的問題也會發生在其他群體，尤其是吸毒者、有海地血統的人以及必須接受輸血的患者。一九八三年一月也出現女性因為與受感染的伴侶發生性行為而罹患愛滋病，疫情中心的學者因此想出了一個新名稱：後天免疫缺乏症（AIDS，acquired immune deficiency syndrome）。

不過本書是非小說類的歷史書籍，深究愛滋病非本書範疇。後天免疫力缺乏症並非已走入歷史而是屬於現在式的疾病，未來也將持續成為重要的課題。據負責此疾病的聯合國愛滋病規劃署（UNAIDS）宣稱，目前全球約有三千七百萬名愛滋病陽性患者（HIV-positiv），這意味著他們已感染了導致愛滋病的病毒。每年新增的感染人數約為一百八十萬人，截至二〇一七年為止，每年約有九十四萬人死於因愛滋引發的疾病（例如結核病感染）。

愛滋病在短短四十年間就在不同層面寫下了新歷史，同時它也證明了現代醫學與生物科學的高水準表現。當引發愛滋病的病毒在一九八四年春季被確認時，很快就有了可靠的測試方法，而第一個用於治療ＨＩＶ感染的抗病毒藥也在一九八七年三月獲得美國食品藥品監督管理局的批准，其他藥物也陸續出現。然而對於許多患者而言，這些發展都已為時已晚，大約在一九八〇年代末期，僅僅在美國就有大約十萬名愛滋病患者，其中大多數死於免疫缺乏症。當時似乎每當有一名人病倒時，愛滋病這個名字就會出現，例如好萊塢明星洛克・哈德森、皇后樂團的主唱佛萊迪・墨裘瑞、網球傳奇亞瑟・艾許和籃球選手「魔術強森」。一九九〇年代中期開始，人們引入了所謂高效能抗愛滋病毒治療（ＨＡＡＲＴ，highly active antiretroviral treatment），顯著降低了愛滋病的死亡率，然而此治療法只存在於有能力購買這些昂貴藥物的經濟地區，而根據聯合國愛滋病規劃署的數據，目前百分之九十五的愛滋病毒新感染發生在東歐、中亞、中東以及北非。

另一方面，愛滋病也造成了深遠的社會政治結果。這個最初無法治癒的疾病在特定族群有了爆發性的影響，不僅強化了同性戀社群內部的團結，而且隨著時間的演變，它還使得其他社會團體，尤其是在北美以及廣大西北歐的（自由）媒體和進步政治的助長下，與同性戀社群團結一致。早期愛滋病流行時期對男同性戀者的侮辱以及對同性戀者的刻板印象，都在LGBTQ（即女同性戀、男同性戀、雙性戀、跨性別者，以及對其性別認同感到疑惑的人）社群和傳統社群成員在爭取平權的漫長道路上，成為引領的燈塔、催化劑以及道德的動力。

同時人們循線尋找病毒病原體的起源找到了中非。愛滋病毒可能是由一個引起黑猩猩免疫缺陷的跨種病毒演化而來，根據叢林肉理論（Bushmeat-Theorie），這種病毒是猴子傳染給人類的，人類在加工動物肉時因為割傷或被叮咬弄傷而感染。愛滋病毒株應該是起源於一九二〇年代的非洲金夏沙（Kinshasa，現今剛果民主共和國）一帶，至於誰是首位愛滋病患者一事，有各個大相逕庭的說法。一位於一九五九年在剛果死亡的男子應是受其病毒的變種感染，人們在多年之後分析同年死亡的一位海地人和一位來自英國曼徹斯特的印刷商戴維．卡爾（David Carr）的組織樣本（該人因免疫系統衰竭而死於肺炎），都無法找出確切的結果。然而，從卡爾的組織樣本中，人們卻發現了與一九八〇年代發現的病毒同樣的毒株，這可能顯示實驗室有失誤。挪威海員阿恩．羅德（Arne Roed）在非洲有性接觸並且感染了淋病（Gonorrhoe），不過事實顯示可能不只於此，他於一九七六年去世，而且極有可能傳染給他的妻子和女兒，多年後人們確認他的組織樣本呈ＨＩＶ陽性。

美國公認第一位愛滋病受害者是羅伯特．雷福德（Robert Rayford），他於一九六九年去世，年僅十六歲，送醫時全身上下有多處潰瘍。當時這位年輕的美國黑人免疫系統崩潰，不久後便死於肺炎。一九八七年時人們從他冷凍的血液樣本中發現了ＨＩＶ的抗體，他的病例被當作是美國早在一九八一年愛滋病流行前即有病原體的證明。這位青少年從未離開過位於密蘇里州鄉下的家，之後也未曾前往當時正值感染高峰期的加州以及紐約，且他本人未被性虐待也不曾當過男妓。一家英國醫學雜誌認為德國的首發愛滋病患者是一位住在科隆（Köln）的雙性戀音樂家，他死於一九七九年，也是德國愛滋病死亡首例。前面提到的阿恩．羅德曾在威塞靈（Wesseling）工作，這個城市距離音樂家所住的科隆只有幾公里遠，而且他定期造訪妓院，所以這是一條從西非妓院經挪威到萊茵河地區可能的傳播途徑[1]。

無論誰是首位愛滋病患者，找到最後一位愛滋病患者且解除這個威脅仍舊是醫學、科學以及社會的挑戰，就好像一九七七年索馬里亞的年輕廚師是地球上最後一位倖存下來的天花病患者一樣。

布里茲涅夫、安德洛波夫和契爾年科／莫斯科老年政治

二十世紀下半葉的兩大世界強權中，有一個是集體形式的政府，一種平等的團隊合作，也就是意為「議會」的蘇維埃（sowjet）。蘇維埃社會主義共和國聯盟（UdSSR，簡稱蘇聯）源自一九一七年十月革命的勝利，推翻了同年二月革命之後出現的資產階級政府。列寧和他的政黨布爾什維克的權力基礎是革命工人，更重要的是他們在權力政治方面，有來自不斷歷經挫敗與攻打的數百萬士兵的支持。

當蘇聯於一九二二年十二月成立時，其統治體系中發展出許多強勢的機構，例如國務院，以及蘇維埃最高以及最重要的共產黨中央委員會（KPdSU）。然而儘管如此，真實情況很快就顯示蘇聯大部分時間是由單一「強人」領導的國家。世上沒有一位共產黨總書記（就這世界上面積最大的國家而言最重要的職位）像史達林般擁有無

止的權力，這位獨裁者為滿足個人利益恣意濫用殘暴手段。繼他之後的歷任領導人擁有的個人權力則較少，並且多少在某種程度上還需依賴中央委員會等國家機構。然而在冷戰時期，無論是這個龐大國家的人民或是全球大眾，都擔憂蘇聯政權的一舉一動，對大家而言，該黨的領導人即代表了整個蘇維埃政權，因為正是他有權在緊急情況下命令蘇聯核子部隊行動。

一位黨領導者是否有強勢地位也可以從下述的事實反映出來：赫魯雪夫是唯一「被要求退休」的蘇聯領導人，而蘇聯還有另一位領導人則是被迫辭職，那就是戈巴契夫，但是他的理由全然不同，蘇聯政府在鎮壓完舊勢力發動的反撲政變後，隨即解散政權，因此總統一職也被廢除。

正如本書藉由各種實例所示，身為一位國家元首，也意味著一旦這位統治者、總統或是黨書記的健康狀況不佳時，他的政治領導成效就會受到威脅。罹患重病的可能性會隨著年齡的增長而增加乃是眾所皆知之事，在蘇聯的晚期，不僅是黨的總書記，包括整個黨的高層領導人都屆於退休年齡，或甚至遠超過退休年齡。當時每位在紅場或是在電視機前觀看五月一日和十月革命週年紀念日年度遊行的蘇聯公民都能證明這一點，那些站在列寧陵墓，有著核心勢力，對著人群揮手或向軍隊敬禮的人幾乎都是白髮老翁。即便是在這個黨，也無可避免地必須有一連串又老而且實際上毫無執政能力的人上位，他們才會發現改朝換代是不可避免之事。而這個變化的後果具有重大的世界歷史意義，在米哈伊爾·戈巴契夫短短的六年任期內（他上任時的年紀與列寧去世的年齡一樣，都是五十四歲）不只冷戰結束，蘇聯也解散了。

儘管蘇聯的統治菁英們一直試圖對這個內部問題保密，但在一個媒體時代，即便一個封閉社會也很難向公眾隱瞞身體與精神衰弱的症狀（如果有表現出來），而這些症狀在三位蘇聯國家元首暨黨書記身上都是如此明顯，以至於在當時被公認為是這個軍事強國的弱點。蘇聯領導人明顯的衰落間接成了警訊，象徵著該制度內部形成的弱點，事實結果也證明這個弱點已經無法改革。從一九七〇年代末期到一九八〇年代初，西方政府和媒體中的蘇聯專家也被迫成為健康專家，這個國家元首的健康狀況崩壞總是會讓人連帶擔憂起國際關係的穩定狀態。

布里茲涅夫可以被觀察症狀的時間比他的繼任者長，因為他擔任蘇聯領導人長達十八年，然而最後幾年的病情變化十分明顯。這位政治人物的家鄉位於今日的烏克蘭境內，被人視為長期停滯的象徵。他的前一任，赫魯雪夫施行的溫和改革逐漸消逝，當布里茲涅夫於一九六八年八月下令蘇聯軍隊以及其他華沙公約組織成員國以武裝坦克鎮壓「布拉格之春」（爭取「以人為本的社會主義」以及開放與寬容）時，蘇聯在他領導下對外展現出醜陋的面孔，而對內他則採取壓迫、武斷以及一個純熟的警察國家會採用的各式手法。然而在國際外交政策方面，他採取了和緩路線，不僅接待了美國總統尼克森，還在這段時間參加了於莫斯科舉行的歐洲安全與合作會議（CSCE）的高峰會議。來自三十五國的國家元首和政府首腦，在那裡達成的協議包括尊重人權以及便利媒體報導，而這兩項都成為一個持續存在的問題，也在最終敲響了東歐共產主義制度的喪鐘。許多人權組織儘管受到國家機關的壓制和迫害，仍然建立起自己的名聲，蘇聯的氫彈之父安德烈．沙卡洛夫（Andrei Sakharov）即是當時受到迫害且被定罪的反對派人物。

西方媒體攝影機前出現的是鐵幕另一邊最有權勢的人，他們有著浮腫的臉頰以及彷彿患了帕金森氏症般顫抖的雙手。當時的西德總理暨社民黨黨魁威利．布蘭特（Willy Brandt）與布里茲涅夫會面後，提及對方說到和平時曾微微顫抖，不知布蘭特當時只是禮貌還是帶有微妙的諷刺意味。不過這位有著一副濃眉，而且過去曾是運動員的男子，他的臉頰是浮腫了些，早在一九七五年一月時，德國《明鏡》週刊就曾報導過：「全世界都在臆測布里茲涅夫的狀況。他有癌症嗎？他自去年七月以來就一直生病。最後幾個月與布里茲涅夫有接觸的人都注意到，這位總書記明顯憔悴。他本人抱怨自己的工作時間長達十五個小時，睡不好，抽菸過多，而且多年前有過輕度中風，雖然沒有後遺症，但是因此開始實行減肥。他患有胃潰瘍和血液循環問題。」[1]

這位黨總書記患有各種疾病，包括心臟和神經疾病，而且也被公開因為血癌以及下顎部位的某種癌症就醫治療。他豪飲伏特加酒的俄羅斯習慣保持了黨內菁英維持的傳統，但無助於養生。最終也因為醫生開出的各類處方而必須依賴藥物，所以至少在任期的最後兩到三年，他幾乎毫無執政能力，人們在電視上看到一個幾乎不良於行且說話含糊不清的黨總書記。他對西方生產的高級跑車也不再感興趣了，一九七三年當他到西德進行訪問時，他還對賓士公司送他馬力超強的車款開心不已，即使他曾於首都波昂附近的彼得斯山（Petersberg）的一條蜿蜒小路上撞上一棵樹，也沒有減損他對跑車的興致。當布里茲涅夫在克里姆林宮內再次中風之後，他便於一九八二年十一月十日走到了人生的終點。

政治局只花了兩天時間就提名了一位繼任者，他是長期擔任KGB（蘇聯國家安全委員會）主席，現年六十八歲的尤里・弗拉基米羅維奇・安德洛波夫（Yuri Vladimirovich Andropov）。令人驚訝的是，中央委員會並不把安德洛波夫有重疾視為礙事，這位新任的領導人有兩個會造成血管系統永久性損害的疾病：糖尿病以及高血壓，且這兩者也同時會損害大腦和腎臟等器官。安德洛波夫的腎臟逐漸失能，他必須開始洗腎。他的健康狀況早在一九八三年的夏季和秋季就大大惡化了，當冷戰即將發生二次重大危機時（繼一九六二年十月發生的古巴導彈危機之後），這位蘇聯元首的狀態不佳，甚至可能連執政能力都沒有。一九八三年九月一日，蘇聯空軍的攔截機擊落了一架已完全偏離航線的大韓航空所屬波音747客機，兩百六十九名乘客喪生，當時飛機墜毀在公海，表明飛機只有稍微偏離航道。對於這件侵犯蘇聯空中主權的過度反應，清楚顯示了在蘇聯這樣的軍事國家，「最高層」領導人顯然沒有任何機制可以規範想要射擊的指揮官和飛行員。而這位向巨型噴氣式飛機發射飛彈，造成多人喪命的飛行員，在蘇聯解體後承認自己當時知道那是一架民航客機。

過沒多久又發生險些釀成重災的重大失誤。當時蘇聯軍事領導層懷疑，北大西洋公約組織一項名為「一九八三年優秀射手」（Able Archer 83）的演習，是西方聯盟對蘇聯進行首次核武攻擊的藉口。除了個人的疾病之外，這位長年因為擔任KGB首腦而對他人產生的不信任，可能導致他容易產生妄想。當時全球處在極為緊張的狀態，因為發生了一件意外，使一人後來成為理性的象徵，而且阻止了原本可能發生的核武決戰。

意外發生在一九八三年九月二十六日晚上，當晚擔任蘇聯衛星監視指揮中心的指揮官斯坦尼斯拉夫·彼卓夫（Stanislaw Petrow）中校保持鎮靜且行事謹慎。當時警報響起並且顯示蘇聯衛星在美國蒙大拿州上空閃爍，代表美國發射了洲際彈道導彈，儘管在場其他軍官催促彼卓夫要立刻上報克里姆林宮，但是他卻決定暫緩通報。以當時大環境的氛圍，依照蘇聯核反制規定，這個警報意味著發射核武彈「反擊」是必然的選擇，或許彼卓夫當時也知道那位接近腦死的總司令的狀況才作出這個決定。第二天，人們發現那是美國西部夕陽反射產生的光現象，使得蘇聯的宇宙一三八二號衛星誤判成導彈發射。世人直到冷戰結束之後才認識了那個晚上阻止世界瀕臨毀滅的沉默英雄——斯坦尼斯拉夫・彼卓夫[2]。

安德洛波夫在任期的最後幾個月就不再出現於任何公開場合，他於一九八四年二月九日去世。結果這個黨又做了一個十分諷刺的決定，他們決定任命比安德洛波夫還大三歲的康斯坦丁・契爾年科（Konstantin Tschernenko）為繼任者。這位新人顯然一樣體弱多病，他有心臟衰竭問題，而且因為肺氣腫所以呼吸不順，同時肝臟功能也不佳。有一個謠傳表示，當政治局對這個人事命令作決定時，是一名職員扶起這位黨書記的手參與投票。他從一九八四年底開始便臥床不起。曾經醫治安德洛波夫的醫院也取代了克里姆林宮，變成了他的家。他僅任職十三個月並於一九八五年三月十日過世。當時美國總統雷根曾喊道：「如果俄國人一直死，我要如何與他們協議呢？」這也完全表現出他對此現象的沮喪。而當時副總統布希（George H. W. Bush）的部分職責是參加他國元首喪禮，他則說了一個廣為流傳的雙關語：「你們死，我們就會飛！」（You die, we'll fly）。

十多年的老人專制統治和領導無能，是一個連蘇聯共產黨也不願意再繼續的經驗，他們終於選了米哈伊爾・戈巴契夫（Mikhail Gorbachev）這樣的新一代政治家。

值得注意的是，他是蘇聯政黨和政府唯一一位在這個國家成立後（一九三一年在北高加索地區的斯塔夫羅波爾地區）出生的總統，所有的前任都出生於沙皇帝國。國家元首長期體弱多病，三位重病統治者的奇觀都使戈巴契夫的崛起成為歷史性的轉折點，而蘇聯也於一九九一年十二月二十六日走入歷史。

結語

皇帝的手臂、總理的心臟以及史上最健康的總統

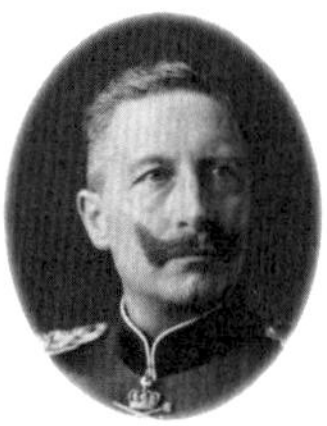

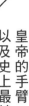

整個分娩過程既艱辛又漫長，產婦持續宮縮將近十五個小時，早已痛苦不堪。柏林各報紙都暗示，普魯士王妃以及她腹中尚未出生的孩子可能會因難產而母子雙亡。早已聚集在產房的醫生終於決定採取干預措施，並經過一番粗暴的操作後將孩子拉出。那是一八五九年一月二十七日的午後，一個對德國來說不太幸運的日子。

這位早已筋疲力竭的少婦名為維多利亞，與她身為英國女王的母親同名。女王當時三十九歲，知道自己成為外婆時內心百感交集，她的女兒是普魯士王儲佛德里希・威廉（Friedrich Wilhelm）的妻子，我們在前面章節已經了解王儲後來的悲慘命運。這位難產出生的長子後來受洗名為佛德里希・威廉・維克多・阿爾伯特（Friedrich Wilhelm Viktor Albert）。小嬰孩的左臂在分娩的過程中不時扭在頭的後方，醫生的干

預損傷了臂上的神經叢（Nerve plexus），造成日後無法彌補的傷害。人們也很快發現這個小孩的左臂只是完全不動地懸掛在身上，手臂不僅使不上力，而且發育速度跟不上身體其他部位。當他到了成年時，左手臂已經比右邊短了約十五公分。手臂或許不是唯一在分娩過程中受損的部位，嬰兒大腦也可能有缺氧的狀況。

然而接下來的幾年，各類復健治療師以及家人對小男孩造成的傷害，可能遠超過殘疾本身。小男孩被迫將手放進各式有電擊設施的殘忍裝置，只為了將手臂拉直或是刺激手臂活動，而且人們還認為如果將小男孩萎縮的手臂伸進剛被殺死而且還滿是血腥的動物內臟裡，動物的生命力就可以轉移到男孩無用的手臂上，然而這種種嘗試與治療都只是徒勞。再加上男孩有一位對自己永不滿意的母親，持續要求男孩，不僅數落男孩還明顯表達自己對他的失望，還說這位小威廉完全不像自己受人尊敬的父親亞伯特親王有才華，我們很容易想像這樣的童年會對男孩造成何種心理影響。

父親腓特烈三世的早逝，迫使這為內心自卑又自大的年輕人登基成為威廉二世，雖然答應帶領同胞邁向黃金時代，他卻將他們帶入第一次世界大戰的漩渦。歷史學家烏爾里希將威廉視為那個時代以及一個「焦慮強權」的化身：「一般人會將一八九〇年至一九一四年之間喻為威廉時代。這表示威廉二世被視為那時德國歷史的關鍵人物。在某種程度上這位年輕的皇帝體現了一個迅速發展成為歐洲領先經濟強國的矛盾情感，既缺乏安全感，卻又傲慢自大；既聰明衝動，著迷於現代技術，卻也熱衷傳統慶典與戲劇。威廉二世賦予了那個時代嶄新的名字，卻不是唯一努力在上頭畫下印記的人。重點是當時許多德國人能從他身上聽見自己的心聲，將他視為那個時代精神的代表，極力要將德國變成世界泱泱大國。」[1]

這個成為大國的企圖心除了明顯表現在經濟層面，也尤其彰顯在德國的軍事實力上，以及連帶影響軍隊地位的提升。社會大眾重視軍服，尊敬軍人，而且兒童尤其喜歡穿威廉二世大力擴編的海軍水手服。這個處在備戰狀態的軍事國家，最高指揮官即為該國皇帝，在一八八八年時，人民難以想像一位皇帝無法發出命令的聲音，這也是當時腓特烈三世的困擾，不過這難題也隨著他快速到來的死亡解決了。相同的，對他兒子而言，要以殘廢（當時的用語）的身分指揮「雄赳氣昂的軍隊」也實在太丟臉了，於是他盡其所能地隱藏短臂，將這隻不會動的手放在軍刀的鞍上，以向左偏的半身姿勢面向攝像機，展示自己健康的一面。他還試圖彌補曾經主宰自己幼年心靈的不安全感：每天更換數次軍裝，並以自己和其他國家部隊不同官階的樣貌出現，這樣的嗜好還算無傷大雅。當他被任命為英國海軍榮譽上將時，他更是雀躍不已。比較令人擔心的是這位身障的君主常常思慮不周，不僅脾氣暴躁還會試圖侮辱身體強健者，無論是在他要求軍隊像匈奴人一樣去中國鎮壓義和團，或是在展現傲慢的外交策略之時。例如他在一九〇八年接受《每日電訊》（*Daily Telegraph*）採訪時惹來惡名，所引發的毀滅性反應甚至足以讓他思考退位，而且他很脆弱，也無能擔當自己出生即被賦予的國家要職，這可從一九一四年的七月危機中看出，當時他已被盧登道夫（Lodendorff）和興登堡（Hindenburg）削減了權力。

一個有政治權勢的人似乎都有一種基本需求，如果他們不否定自己任何有形的不完美或是侷限性，那麼至少會粉飾自己因為疾病或是像威廉二世那樣的缺陷所造成的脆弱，以擺脫殘疾的公眾形象。堅強的男人不顯示弱點，而堅強的女人（歷史上和現代例子都不多）當然也不會，正如人們不能討論本書出版當下時任總理的私人狀態一樣，也如希拉蕊．克林頓（Hillary Clinton）競選美國總統時，試圖用可笑的敷衍之詞，解釋自己因為水喝得不夠所以在大馬路上摔倒的說法，反而引起更多人懷疑她的執政能力（和誠實）。如果她直言不諱地說出真正的原因，效果可能反而好很多。

所以這些政治決策者的健康危機通常會藉影像的力量來平衡，以避免人們對他們持續執政的能力產生任何懷疑。一九六五年美國總統林登．詹森必須接受膽囊摘除手術，他利用手術幾天後與一群記者會面的機會，主動解開襯衫向在場驚訝的記者們展示了新鮮的傷疤。這是個帶有政治考量的舉動：詹森很清楚美國大眾在歷經他的前任甘迺迪隱藏祕密的行為之後，對這類議題相當敏感。當詹森住院時，坊間就謠傳他罹患癌症，因此他展示手術傷口的舉動也立即破除了謠言（現在使用內視鏡手術摘除膽囊，手術傷疤會小得多）。

德國總理赫爾穆特．施密特（Helmut Schmidt）的顧問在他一九八一年十月去位於科布倫茨（Koblenz）的軍醫院治療時，也不得不試圖證明總理一切正常而且有執政能力。最初人們還是掉入原來迴避與避重就輕的老策略：對外說明總理只是發燒感冒（當然那不是事實，施密特是去安裝心律調節器）。他在醫院待了一個星期，並且（被拍下）會見了外交部長根舍（Dietrich Genscher）等官員，以表示他的狀態幾乎一如往常。一張公開的照片顯示施密特在病床旁的桌子上滿是文件，桌上還放著一瓶礦泉水和一杯（可能是）茶。施密特最忠實的親信顯然已事先將香煙從拍照現場移開，因為那有損所謂康復中的形象。

即使在二十一世紀，展示健康從而彰顯自己的力量，仍是高階政治人物努力企及的目標。如果俄羅斯總統沒有正好在日落時駕著滑翔機追逐野雁，大概就是正在打冰上曲棍球，或在激流上泛舟，又或是與人較量柔道。根據美國自西元一七八九年建國以來最老總統的私人醫生的說法，如果這位史上最健康的總統有良好的飲食習慣，肯定可以活到兩百歲。也許甘迺迪是鑑於某些權勢人物的狂妄自大，自我安慰地在他著名的演講中表示：「追根究底，我們最基本的共同點是我們都生活在這個小型行星上。我們都呼吸著相同的空氣。我們都珍惜我們孩子的未來。我們都是凡人。」[2]

註釋與資料來源

腓特烈三世

1. Franz Herre所著《腓特烈三世》傳記的副標。*Kaiser Friedrich III.* Stuttgart 1987

2. 柏林皇家大學教授和祕密醫務委員E. Gerhardt博士的報告（1888）。出自：A. Bardeleben (Hrsg): *Die Krankheit Kaiser Friedrich des Dritten dargestellt nach amtlichen Quellen und den im Königlichen Hausministerium niedergelegten Berichten der Ärzte.* Kaiserl. Reichsdruckerei, Berlin, S 1– 17. Zitiert nach: M. Teschner, *Laryngologie im ausgehenden 19. Jahrhundert. Das Beispiel der Behandlung Friedrichs III.* HNO 2012 · 60:985–992: 985.

3. Teschner: 985.

4. 同上。986.

5. 這個地方在一八七〇年夏天的德法戰爭中扮演了重要角色：俾斯麥刪減過的「埃姆斯密電」（Emser Depesche）是拿破崙政權向普魯士宣戰的主要原因。

6. Roland Sedivy: Die Krankheit Kaiser Friedrichs III. und Virchows Rolle. Wiener Medizinische Wochenschrift 2015; 165:140–151: 143.

7. Sedivy: 145.

8. Herre: 249.

9. Teschner: 989.

10. Sedivy: 146.

11. Teschner: 989.

12. 同上。

13. Herre: 262.

14. Volker Ullrich: Das Ende der Friedrich–Legende. *Die Zeit*, 1. März 2012.

瑪麗．都鐸的假懷孕

1. 一五五四年十一月二十三日的密電，引自：Milo Keynes: The aching head and increasing blindness of Queen Mary I. *Journal of Medical Biography* 2000; 8: 102–109

2. C. J. Meyer: The Tudors: *The Complete Story of England's Most Notorious Dynasty*. New York 2010.

3. Allan C. Barnes: Diagnosis in Retrospect. Mary Tudor. *Obstetrics & Gynecology* 1953, 1: 585–590.

4. Ronald D. Gerste: Heinrich VIII. Kraft und Brutalität. *Deutsches Ärzteblatt* 2008, 106: 1973.

5. M. Q. Ikram et al.: The head that wears the crown: Henry VIII and traumatic brain injury. *Journal of Clinical Neuroscience* 2016; 28: 16–19.

6. 著名的英美女演員（1951）。007電影《生死關頭》（*Leben und sterben*）和電視劇《荒野女醫情》（*Dr. Quinn*）的女主角。珍・西摩兒（Jane Seymour）是她的藝名，也證明比她的本名喬伊絲・佩內洛普・威廉明娜・弗朗肯貝爾格（Joyce Penelope Wilhelmina Frankenberg）更有機會成名。

7. Meyer: 373.

8. 引自 V. C. Medvei: The illness and death of Mary Tudor. *Journal of the Royal Society of Medicine* 1987; 80: 766–770.

亞歷山大大帝的早逝

1. 推薦想要更多了解他生平的讀者閱讀羅賓・萊恩・福克斯（Robin Lane Fox）所著的精彩傳記：《世界征服者：亞歷山大大帝》。*Alexander der Große. Eroberer der Welt*, 2005

皇帝與「凱撒型妄想症」

1. 也許更準確地說是「自我們開始紀元起」，因為基督誕生之日比我們計算的（不存在的）西元元年或一年早了幾年。

2. 請參考古騰堡（Gutenberg）計畫中第六章第二十二節的帝王傳記（Sueton）。http://gutenberg.spiegel.de/buch/kaiser-bigraphien-8675/1。

3. John R. Hughes: Dictator Perpetuus: Julius Caesar – Did he have seizures? If so, what was the etiology? *Epilepsy & Behavior* 2004, 5: 756–764.

4. 帝王傳記第六章第五十八節。

5. Ferdinand Peter Moog, Axel Karenberg: Roman emperors suffering from apoplexy: the medical and historical significance of classical literary sources. *Journal of Medical Biography* 2004; 12: 43–50.

6. 這種功能描述與一些歷史學家的想法相抵觸，比較是將木海綿（Xylospongium）視為現代馬桶刷的先驅。

7. Bryan Ward-Perkins: *The Fall of Rome*. Oxford 2005: 183.

歐洲的黑死病

1. John Kelly: *The Great Mortality. An Intimate History of the Black Death, the Most Devastating Plague of all Time*. New York 2005: 24.

2. 引自 Winfried Schmitz: Göttliche Strafe oder medizinisches Geschehen – Deutungen und Diagnosen der »Pest« in Athen (430– 426 v. Chr.). In: Mischa Meier (Hrsg.): *Pest. Die Geschichte eines Menschheitstraumas*. Stuttgart 2005: 51.

3. Jörn Kobes: »Pest« in der Hohen Kaiserzeit? In: Mischa Meier (Hrsg.): *Pest*. Stuttgart 2005: 98.

4. William Rosen. *Justinian's Flea. Plague, Empire and the Birth of Europe*. London 2007: 217.

5. William Chester Jordan: *The Great Famine*. Princeton, New Jersey 1996: 117.

6. Kelly: 186.

7. 今日屬於韋茅斯（Weymouth）市的一部分。

8. John Hatcher: *Plague, Population and the English Economy, 1348– 1350*. London 1977: 25.

9. Kelly: 197.

10. 同上。227.

11. 同上。255.

12. Hans Wilderotter: »Alle dachten, das Ende der Welt sei gekommen«. Vierhundert Jahre Pest in Europa. In: Hans Wilderotter (Hrsg.) unter Mitarbeit von Michael Dorrmann: *Das große Sterben. Seuchen machen Geschichte*. Dresden 1995: 18.

13. Kelly: 256.

14. Hans Schadewaldt (Hrsg.): *Die Rückkehr der Seuchen*. Köln 1994: 10–11.

15. Wilderotter: 14.

16. Neithard Bulst: Der Schwarze Tod im 14. Jahrhundert. In: Mischa Meier (Hrsg.): *Pest. Die Geschichte eines Menschheitstraumas*. Stuttgart 2005: 144.

17. Kelly: 204.

腓特烈二世

1. Wickham, Chris: *Das Mittelalter. Europa von 500 bis 1500*. Stuttgart 2018

梅毒

1. 引自Alfred J. Bollet: Plagues and Poxes. The Impact of Human History on Epidemic Disease. New York 2004: 67.
2. Gabriele Falloppio (1523–1562)，也以其拉丁名Fallopius著稱。國際文獻中輸卵管的醫學術語常使人想到他：Fallopian tube。
3. 也稱為Feldscher（郎中）或Chirurgi（外科醫師）。他們是現代外科醫生的先驅，通常也是理髮師兼任，因為刮鬍子和壞疽肢體的截肢都是他們的業務範圍。當時受過學術訓練的醫學界十分保守，只執行傳統醫療項目，並鄙視外科醫生。直到十八世紀和十九世紀，外科才在歐洲大部分地區從職技工會轉變為醫療專業。
4. 或是像在荷蘭，哈布斯堡王朝在當地有宗主權；荷蘭一直到一六四八年威斯特伐利亞和約（Westfälischen Frieden）才從西班牙的統治獨立而出。
5. 一四九二年耶誕節，較大艘的聖瑪麗亞號（Santa Maria）在伊斯帕尼奧拉島（Hispaniola，現為海地和多明尼加共和國共有的島嶼）附近擱淺，船員們用它的木頭建造了美國土地上的第一座小堡壘，並將其命名為「聖誕」（La Navidad）。
6. Mircea Tampa et al.: Brief History of Syphilis. *Journal of Medicine and Life* 2014; 7: 4–10.
7. Bruce M. Rothschild: History of Syphilis. *Clinical Infectious Diseases* 2005; 40: 1454–1463.
8. 引自 Mechthild Charlotte Luise Lohan: *Historischer Abriss der Syphilis im Kontext mit ihrer soziokulturellen Bedeutung für die Gesellschaft im deutschsprachigen Raum*. Graz 2016: 14.
9. Oskar Panizza: *Deutsche Thesen gegen den Papst*. Bei Google Books einsehbar, 2018. Ohne Seitenangabe.

10. 他自己為同性戀者，所以幾乎未去妓院。

11. Birgit Adam: *Die Strafe der Venus. Eine Kulturgeschichte der Geschlechtskrankheiten*. München 2001: 94.

12. 引自 Ernst-Albert Meyer: Die Geschichte der Franzosenkrankheit. *Allgemeinarzt online*, 4.11.2016.

13. Venus: Planet und Liebesgöttin; Merkur: Planet und römische Gottheit (der Händler und der Diebe!), steht aber auch für Quecksilber.

14. Tomasz F. Mroczkowski: *History, Sex and Syphilis. Famous Syphilitics and Their Private Lives*. Bradenton, Florida 2015: 179.

15. 直至今日人們還是喜愛這個稱號以及表演這位早逝音樂家作品的音樂節，其中也包括在奧地利的福拉爾貝格（Vorarlberg）。

16. Mroczkowski: 124–131.

17. 位於這個邦政府首會的大學即以詩人之名命名。

18. 引自 Elvira Grözinger: Im Venusberg. Zu Gesundheit und Krankheit bei Heinrich Heine zwischen Eros und Thanatos. *Zeitschrift der Vereinigung für Jüdische Studien* 2006; 12: 57.

19. 給 Moses Moser 的信，一八二四年二月二十五日。*Projekt Gutenberg* http:// gutenberg.spiegel.de/buch/deutsche-freundesbriefe-aus-sechs- jahrhunderten-7917/291.

20. 拉薩爾給馬克斯的信，一八五五年七月初。出於：*Der Briefwechsel zwischen Lasalle und Marx*. Hg. Gustav Mayer. Dritter Band. Stuttgart und Berlin 1922: 100.

瑞典國王古斯塔夫二世迷失了方向

1. Ronald D. Gerste: Myopie und Bildungsstand – die Beobachtung des Sir James Ware. *Zeitschrift für Praktische Augenheilkunde* 2015, 36: 547–548.
2. 這絕不是非反即正的說法，即非近視者比較笨拙，受過較少的教育。當然也有一些近視的人智商不高。
3. Martin Wenzel: Von Neros Smaragd zur Nürnberger Brille. *Zeitschrift für Praktische Augenheilkunde* 2017;38: 485–490.
4. 只有位於英國朴茨茅斯的博物館可相比擬，那裡陳列了瑪麗．羅斯號的殘骸——一條讓亨利八世感到驕傲的船，就像瓦薩對古斯塔夫二世的意義一樣。但是瑪麗．羅斯號的保存程度遠不及這艘瑞典船。
5. Golo Mann: *Wallenstein*. Frankfurt am Main 1974: 741.

天花

1. Dorothy H. Crawford: *Deadly Companions. How microbes shaped our history*. Oxford 2007: 177.
2. Garreth Williams: *Angel of Death. The Story of Smallpox*. New York 2011: 14.
3. 同上。6.
4. 同上。7.
5. 引自 Irwin W. Sherman: *Twelve Diseases that Changed our World*. Washington DC 2007: 54.
6. 同上。55.

7. 今日他們的後代與Hidatsa和Arikara的成員一起組成了三個聯合部落，居住在北達科他州的保留區。三個部落總共有大約一萬六千名成員。

8. Williams: 32.

9. 同上。17.

痛風

1. Alfred Jay Bollet: *Plagues and Poxes. The Impact of Human History on Epidemic Disease*. New York 2004: 199.

2. Hans-Christian Huf: Das Rätsel um Wallensteins Krankheit – Diagnose Syphilis. In: Hans-Christian Huf (Hrsg.): *Mit Gottes Segen in die Hölle. Der Dreißigjährige Krieg*. München 2003: 330.

3. Wolfgang Miehle (Hrsg.): *Rheumatologie in Praxis und Klinik*. Stuttgart und New York 2000: 11.

4. 引自：Dieter Paul Mertz: *Geschichte der Gicht: kultur- und medizin- historische Betrachtungen*. Stuttgart und New York 1990: 10.

勞倫斯與喬治華盛頓

1. 洛伊茲的《華盛頓橫渡德拉瓦河》描繪了這位將軍和他的部隊在一七七六年十二月時在特倫頓附近突襲英國黑森僱傭兵前不久。

2. R. Chernow: *Washington. A Life*. New York 2010: 16.

3. 同上。23.

死在霍亂蔓延間

1. Heinrich Lutz: *Zwischen Habsburg und Preußen. Deutschland 1815– 1866*. Berlin 1985: 107.

2. Thomas Nipperdey: *Deutsche Geschichte 1860–1866. Bürgerwelt und starker Staat*. München 1983: 130.

3. 請參考：Ronald D. Gerste: *Wie das Wetter Geschichte macht*. Klett-Cotta, Stuttgart 2015.

4. Hans Wilderotter (Hrsg.): *Das große Sterben. Seuchen machen Geschichte*. Berlin 1995: 208.

5. Wilderotter: 209.

6. 同上。212.

7. 引自：Birgit Nolte-Schuster: Medizingeschichte: Preußen im Kampf gegen die Cholera. *Deutsches Ärzteblatt* 2007; 104(38): A-2566 / B-2267 / C-2199.

8. Christopher Jütte: Die Choleraepidemie 1831. 德國歷史博物館網頁: https://www.dhm.de/lemo/kapitel/ vormaerz-und-revolution/alltagsleben/die-choleraepidemie-1831. html.

9. Wilhelm von Sternburg: *Als Metternich die Zeit anhalten wollte. Unser langer Weg in die Moderne*. München 2003: 33.

10. 瑪莉黑格爾給 Friedrich Immanuel Niethammer（德國哲學家及神學家，一七六六－一八四八年）的信，一八三一年十二月二日。出自：*Briefe von und an Hegel*. Hrsg. von Karl Hegel, Leipzig 1887: 379–380.

11. Olaf Briese: *Marie Hegel und die Cholera in Berlin*. http://www.luise-berlin.de/bms/bmstext/9811prod.htm.
12. 一八三一年八月九日的信。出自：Wilhelm Capelle (Hrsg.): *Gneisenau. Eine Auswahl aus seinen Briefen und Denkschriften*. Leipzig und Berlin 1911, S. 167.
13. Ben Guarino, James Polk: The dead president who never rests in peace. *Washington Post*, 28. März 2017.
14. Manfred Vasold: Es ist eine böse Zeit. Wie die Cholera aus Asien nach Deutschland kam. Die Geschichte einer Seuche. *Die Zeit*, 30. April 2003.
15. Heinrich Heine, *Französische Zustände, Artikel IV*. 引自：http://www.heinrich-heine-denkmal.de/heine-texte/cholera.html.
16. Wilderotter: 219.
17. 更多關於約翰斯諾及其進行的經典流行病學研究工作可參考：Sandra Hempel, *The Medical Detective: John Snow and the Mystery of Cholera*. London 2006.
18. Vasold, *Die Zeit*, 30. April 2003.
19. Wilderotter: 228.
20. 同上。241.
21. WHO – Global Task Force on Cholera Control (GTFCC). http:// www.who.int/cholera/publications/global-roadmap-summary. pdf ?ua=1.

流感

1. Laura Spinney: *Pale Rider. The Spanish Flu of 1918 and how it changed the world*. New York 2017: 4.
2. Alfred Jay Bollet: *Plagues and Poxes*: 108.
3. 同上。109.
4. 這位聲勢不斷上漲的政治家回家後臥床不起，意外讓他與妻子埃莉諾的婚姻落入災難性的後果。由於羅斯福無法自己清理行李，埃莉諾發現了自己祕書露西．默瑟（Lucy Mercer）的信，透露她與丈夫有了婚外情。

列寧

1. Gary P. Kaplan, Boris M. Petrikovsky: Advanced cerebrovascular disease and the death of Vladimir Ilyich Lenin. In: *Neurology* 1992; 42: 241–245.
2. Victor Sebestyen: *Lenin*. New York 2017: 481.

3. 自一九三四年成為漢堡大學附屬醫院（今日的 Universitätsklinikum）。

4. V. Lerner, Y. Finkelstein, E. Witztum: The enigma of Lenin's (1870– 1924) malady. In: *European Journal of Neurology* 2004, 11: 371–376.
5. Sebestyen: 317.
6. 同上。497.

7. Sonja Zekri: Der erste Pflegefall der Weltrevolution. *Süddeutsche Zeitung*, 11. Mai 2010.

佛德烈希・埃伯特

1. A. Freudenthal, A. Bier, O. Lubarsch: Bericht über Krankheit, Operation und Tod des Reichspräsidenten Ebert. *Deutsche Medizinische Wochenschrift* 1925; 51: 448–450.
2. 然而威瑪共和國並非德國第一個以民主共和原則成立的國家，一七九二／一七九三年法國革命軍占領的緬因茨（Mainz），因為法國大革命而成立過一個壽命更短的緬因茨共和國。
3. 德文「割盲腸」的說法不適用於多數這類切除手術的情形，因為僅會割除闌尾的部分。因此，已被包括英語等多種語言採用的術語「闌尾切除術」更為精確。
4. Freudenthal: 448–450.
5. 同上。

肺結核

1. Thomas Dormandy: *The White Death. A History of Tuberculosis*. New York 2000: 80.
2. I. Barberis et al.: The history of tuberculosis: from the first historical records to the isolation of the Koch’s bacillus. *Journal of Preventive Medicine and Hygiene* 2017; 58: E9-E12.

3. Thomas M. Daniel: The history of tuberculosis. *Respiratory Medicine* 2006; 100: 1862–1870.

4. S. Grzbowski, E. Allen: History and importance of scrofula. *The Lancet* 1995; 346: 1472–1474.

5. Roguin A: René-Théophile-Hyacinthe Laennec (1781–1826): The Man Behind the Stethoscope. *Clinical Medicine & Research* 2006; 4: 230–235.

6. Kenneth Silverman: *Edgar Allan Poe*. New York 1991: 180.

7. Frederick Jötten: Tal der Hoffnung. Thomas Manns Zauberberg. *Frankfurter Rundschau*, 13. Juni 2012.

8. 引自Dorothy H. Crawford: *Deadly Companions. How microbes shaped our history*. Oxford und New York 2009: 159.

希特勒

1. Adolf Hitler: *Mein Kampf*. München 1925: 212–213.

2. Jens Martin Rohrbach: Die Augen Adolf Hitlers. *Klinische Monatsblätter für Augenheilkunde* 2011; 288: 648.

3. 引自 Rohrbach: 649.

4. 同上。649.

5. Henrik Eberle und Hans-Joachim Neumann: *War Hitler krank? Ein abschließender Befund*. Köln 2009.
作者在撰寫這篇時參考的是英譯版*Was Hitler ill?*, Cambridge, UK 2013 .

6. 他的祕書 Traudl Junge如此回憶。引自 Eberle und Neumann, *Was Hitler ill?*:

7. 同上。106.

8. 同上。69.

9. 同上。1.

10. 同上。143.

11. 同上。190.

富蘭克林・羅斯福

1. 嚴格來說，還有另一位總統也競選過第三次。那是羅斯福的遠房表親西奧多・羅斯福（Theodore Roosevelt），他於一九一二年獨立出來競選。然而，他從一九〇一到一九〇五年的第一任是延續被謀殺的威廉・麥金萊總統的任期。而且他在一九一二年也沒有獲勝，而是分化了共和黨選民，反而為伍德羅・威爾遜（Woodrow Wilson）鋪了進入白宮的大道。

2. 曾長期任職德國內政、財政部長兼聯邦議院主席的Wolfgang Schäuble，他的殘障情況可與羅斯福相比擬，不過歷史意義顯然不如。

3. 這是最後一次新總統或連任總統在這個傳統日期就職。現在已經無法像喬治・華盛頓和托馬斯・傑佛遜時代那樣，把選舉到上任之間的時間拉到四個月之久。自一九三七年起總統開始於一月二十日宣誓就職。

4. Andrei Gromyko: *Memoirs*. New York 1989: 5.

5. Steven Lomazow, Erich Fettmann: *FDR's Deadly Secret*. New York 2009: 133.
6. Ronald D. Gerste: Ross T. McIntire – Ein HNO-Arzt im Zentrum der Weltgeschichte. *HNO Kompakt* 2010; 18: 49–53.
7. Hugh E. Evans: The Hidden Campaign. *FDR's Health and the 1944 Election*. New York 2002: 60.
8. Conrad Black: *Franklin Delano Roosevelt. Champion of Freedom*. New York 2003: 1075.
9. Conrad Black: Yalta and Roosevelt' s Hope. *New York Sun*, 9. Mai 2005.

史達林和尼克森

1. Martin Sixsmith: *Russia*. New York 2014: 391.
2. Recordings reveal Richard Nixon's paranoia. *The Guardian*, 3. Dezember 2008.
3. 在歷任美國總統大選中，只有一次結果差距明顯：一九八四年，雷根（Ronald Reagan）以現任總統身分獲得五百二十五票連任成功，而民主黨人沃爾特．蒙代爾（Walter Mondale）只獲得十三票。
4. 簡單引自：John A Farrell：The year Nixon fell apart. *Politico*, 26. März 2017.
5. Anthony Summers: *The Arrogance of Power. The Secret World of Richard Nixon*. New York 2000: 446.
6. 他在二〇一八年九月出版的《恐懼》（*Fear*），是關於川普（Donald Trump）領導下的白宮狀況，剛上架立即成為暢銷書。

7. Fred Emery: *Watergate. The Corruption of American Politics and the Fall of Richard Nixon*. New York 1994: 478.

8. 有關這些機構以及從華盛頓到歐巴馬等眾多美國總統的府邸，可以參閱：Ronald D. Gerste: *Rendezvous mit Amerikas Präsidenten. Unterwegs zu den Orten ihres Lebens*. Darmstadt 2012.

9. Tom Wicker: *One of Us. Richard Nixon and the American Dream*. New York 1995: 686.

德不配位的艾登首相

1. Lord Owen, The effect of Prime Minister Anthony Eden's illness on his decision-making during the Suez crisis. *The Quarterly Journal of Medicine* 2005; 98: 387–402: 388. 歐文爵士（Lord Owen）指的是大衛・歐文（David Owen），他是一九九七到一九七九年的英國外相，也是繼艾登之後近四十年來最年輕的外相。歐文爵士本人是醫生，他著作的病理傳記具有高度的醫學與政治專業知識。

2. 同上。

3. 同上。389.

4. 同上。387.

5. 同上。392.

6. 同上。393.

7. 同上。

約翰．甘迺迪的祕密病史

1. 名字的縮寫，也是美國最大但是不太便民的機場名字。
2. 腦白質切除術在當時也在醫學界引起爭議，它的治療方式就是「切除師」用榔頭將一個類似冰錐的錐子通過前額（很少會經由太陽穴）打入大腦，然後通常會轉動數次，所以大腦難免會被破壞。目的是為了「鎮定」患者。
3. Robert Dallek: *An Unfinished Life. John F. Kennedy 1917–1963*. Boston 2003.
4. 同上。399.
5. 更多有關美國第三十五任總統的資料，可參考Ronald D. Gerste: *JFK – 100 Fragen, 100 Antworten*. Klett-Cotta, Stuttgart 2013.

法國密特朗總統

1. 病史以及掩蓋一事可參考：William Drodziale: Mitterrand hid cancer for decades, doctor says. *Washington Post*, 17. Januar 1996.

愛滋病

1. Edward Hooper: Sailors and starbursts, and the arrival of HIV. *British Medical Journal* 1997; 315: 1689–1691.

布里茲涅夫、安德洛波夫和契爾年科

1. Jähe Krankheit. *Der Spiegel*, 13. Januar 1975.
2. 也可參考：Ronald D. Gerste: Haarscharf an einem Atomkrieg vorbei. *Neue Zürcher Zeitung*, 25. September 2013. 彼佐夫，德勒斯登獎得主，死於二〇一七年五月十九日。

結語

1. Volker Ullrich: *Die nervöse Großmacht 1871–1918. Aufstieg und Untergang des deutschen Kaiserreichs.* Frankfurt am Main 1997: 143–144（引述略有簡化）
2. 出於一九六三年六月十日在美國大學（American University）的畢業典禮致詞。https://www.jfklibrary.org/JFK/Historic-Speeches/ Multilingual-American-University-Commencement-Address/ Multilingual-American-University-Commencement-Address-in- German.aspx.

圖片來源

Wikimedia Commons p.10, 25, 42, 79, 97, 117, 130, 163, 179, 188, 210, 221, 238, 249, 258, 292; Shutterstock p.55

p.42 此圖片改自：Berthold Werner並採用創用CC姓名標示-相同方式分享 3.0 未在地化版本授權條款。p.210 此圖片改作自：Bundesarchiv, Bild 183-H1216-0500-002 / CC-BY-SA 3.0並採用創用CC姓名標示-相同方式分享 3.0 德國授權條款。

君王、疫疾、世界史：

看疾病與大規模傳染病如何扭轉歷史，改變人類命運的方向

WIE KRANKHEITEN GESCHICHTE MACHEN : von der Antike bis heute

作　　者：羅納・D・葛斯特
（Ronald D. Gerste）
譯　　者：彭菲菲
責任編輯：李彥柔
內頁設計：家思編輯排版工作室
封面設計：任宥騰
行銷企畫：辛政遠、楊惠潔
總 編 輯：姚蜀芸
副 社 長：黃錫鉉
總 經 理：吳濱伶
發 行 人：何飛鵬
出　　版：創意市集
發　　行：英屬蓋曼群島商家庭傳媒股份有限公司城邦分公司
香港發行所：城邦（香港）出版集團有限公司
香港灣仔駱克道193號東超商業中心1樓
電話：(852) 25086231
傳真：(852) 25789337
E-mail：hkcite@biznetvigator.com
馬新發行所：城邦（馬新）出版集團
Cite (M) Sdn Bhd
41, Jalan Radin Anum, Bandar Baru Sri Petaling,
57000 Kuala Lumpur, Malaysia.
電話：(603) 90578822
傳真：(603) 90576622
E-mail：cite@cite.com.my
售 門 市：台北市民生東路二段141號7樓
版 印 刷：凱林彩印股份有限公司
版 一 刷：2021年1月
S B N：978-986-5534-26-4
價：420元

書籍外觀有破損、缺頁、裝訂錯誤等不完整象，想要換書、退書，或您有大量購書的需服務，都請與客服中心聯繫。

客戶服務中心
地　　址：10483 台北市中山區民生東路二段141 號 B1
服務電話：（02）2500-7718、
（02）2500-7719
服務時間：週一至週五 9：30～18：00
24 小時傳真專線：（02）2500-1990～3
E-mail：service@readingclub.com.tw

感謝歌德學院（台北）德國文化中心 協助
歌德學院（台北）德國文化中心是德國歌德學院（Goethe-Institut）在台灣的代表機構，六十餘年來致力於德語教學、德國圖書資訊及藝術文化的推廣與交流，不定期與台灣、德國的藝文工作者攜手合作，介紹德國當代的藝文活動。

GOETHE INSTITUT 歌德學院（台北）德國文化中心
Goethe-Institut Taipei
地址：100 臺北市和平西路一段 20 號 6/11/12 樓
電話：02-2365 7294
傳真：02-2368 7542
網址：http://www.goethe.de/taipei

國家圖書館出版品預行編目（CIP）資料

君王、疫疾、世界史：看疾病與大規模傳染病如何扭轉歷史，改變人類命運的方向 / 羅納.D.葛斯特（Ronald D. Gerste）作；彭菲菲譯. -- 初版. -- 臺北市：創意市集出版：英屬蓋曼群島商家庭傳媒股份有限公司城邦分公司發行, 2021.01
　面；　公分
譯自：Wie Krankheiten Geschichte machen : von der Antike bis heute
ISBN 978-986-5534-26-4（平裝）

1. 傳染性疾病　2. 世界史
415.2309　　　　　　　　　109018160